医院感染相关环境卫生学监测简明手册

主　编　黄　晶　周树丽

编　者　杨　波　张骏骥　吴　劲　刘聪伟

　　　　黄儒婷　于艳华　丁秀荣　陈　铭

　　　　周树丽　崔　璨　刘燕瑜　赵兰香

　　　　包东英　潘　娜　王海鹏　王桂芳

　　　　黄　晶　牛新颖　马颖慧

审　者　张流波　佟　颖　曹晋桂　苏建荣

中国协和医科大学出版社

北　京

图书在版编目（CIP）数据

医院感染相关环境卫生学监测简明手册／黄晶，周树丽
主编．—北京：中国协和医科大学出版社，2021.4
ISBN 978 - 7 - 5679 - 1562 - 6

Ⅰ.①医…　Ⅱ.①黄…　②周…　Ⅲ.①医院 - 感染 - 卫生
监测 - 手册　Ⅳ.①R197.323 - 62

中国版本图书馆 CIP 数据核字（2021）第 055265 号

医院感染相关环境卫生学监测简明手册

主　　编：黄　晶　周树丽
责任编辑：顾良军

出版发行：**中国协和医科大学出版社**
　　　　　（北京市东城区东单三条 9 号　邮编 100730　电话 010 - 65260431）
网　　址：www.pumcp.com
经　　销：新华书店总店北京发行所
印　　刷：北京玺诚印务有限公司

开　　本：787 × 1092　　1/32
印　　张：4.875
字　　数：110 千字
版　　次：2021 年 4 月第 1 版
印　　次：2021 年 4 月第 1 次印刷
定　　价：38.00 元

ISBN 978 - 7 - 5679 - 1562 - 6

前　言

随着现代医学的发展，研究者发现医院环境（尤其是患者周围无生命区域）存在大量病原微生物，医院感染的暴发流行与环境中长时间存活的病原微生物有关联。改善环境卫生质量可减少、终止医院感染的暴发流行。20世纪70年代以前，国际上开始对环境微生物学开展定期监测，包括空气、地面、墙面和桌面等。我国医疗机构于1988年开始环境卫生学监测，开始只监测空气、物体表面和医务人员手表面，之后在借鉴国际监测方法的同时结合我国实际情况对监测范围进行了调整，逐步增加了一些环境高危因素监测项目。目前医院感染相关环境卫生学监测涉及空气、物体表面、医务人员手、消毒后直接使用的物品（包括消毒后内镜）、医疗机构污水等监测项目，规定定期（每月、每季度、每半年）进行环境卫生学监测。通过评估医院环境来确定可能导致医院感染的潜在细菌库，这些资料将为制定医院环境监测标准和指南提供有力的数据，从而预防和控制医院感染的发生。

目前我国医疗机构几乎没有专职的环境卫生学监测人员，医院感染相关的环境卫生学监测工作主要由病区的护士、医院感染专职人员和临床检验人员组成，相关内容的培训也很有限。因此，本手册依据《医院消毒卫生标准》等规范的要求，对医院感染相关环境卫生学监测的内容、操作流程、判定标准等进行梳理，编写了本简明手册,以期帮助医院感染专兼职人员、临床的医护采样人员、实验室检测人员、CDC 的工作人员和卫生监督人员在较短时间内全面掌握医院感染相关环境卫生学监测的工作内容,提高监测的质量和效率,加强干预措施执行评价,尽量减少医院感染风险。

目　录

一

概　述

（一）医院感染消毒效果监测的目的和意义

医院感染管理是现代医院管理的重要领域，与医疗质量和医疗安全密切相关。医院消毒是预防和控制医院感染、防止传染性疾病传播、维护医疗质量、保障患者及医护人员安全的重要手段之一。有计划、连续、系统地开展医院消毒效果监测，是有效预防和控制医院感染和传染性疾病在医院内暴发流行的重要措施。有效预防与控制医院感染的发生和传播，将是全面医疗质量提升及可持续发展的重要基础。医院感染消毒效果监测是医院感染管理中不可或缺的部分，监测结果的准确判定能够有效评价诊疗过程中存在的风险，从而有效减少医院感染的发生。本文对医院感染日常消毒监测工作流程进行了总结和梳理，从而使医疗相关工作人员对相关工作有直观、清晰的了解，进一步推动医院感染预防和控制工作的落实。

（二）日常监测管理流程

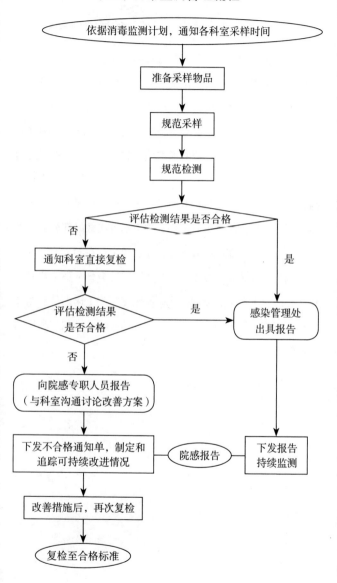

依据消毒监测计划，通知各科室采样时间

准备采样物品

规范采样

规范检测

评估检测结果是否合格

否

通知科室直接复检

是

评估检测结果是否合格

是

感染管理处出具报告

否

向院感专职人员报告（与科室沟通讨论改善方案）

下发不合格通知单，制定和追踪可持续改进情况

院感报告

下发报告持续监测

改善措施后，再次复检

复检至合格标准

（三）监测结果不合格分析流程

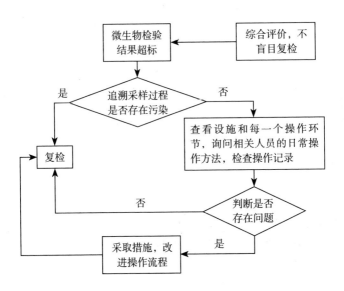

（四）常规监测项目汇总

医院感染环境监测项目及要求

监测项目	监测频率	合格标准		所用设备		依据
		法规		仪器	耗材	
空气消毒效果监测	每季度	参照 GB 50333—2013 3.0.2 ①Ⅰ类环境：② Ⅱ类环境：≤ 4.00 CFU/15min 皿 ③ Ⅲ类环境：≤ 4.00 CFU/5min 皿 ④ Ⅳ类环境：≤ 4.00CFU/5min 皿		37℃恒温培养箱	直径 9cm 营养琼脂平板	①《医疗机构消毒技术规范》WS/T 367—2012 A.6 ②《医院消毒卫生标准》GB 15982—2012 4.1.1 ③《软式内镜清洗消毒技术规范》WS 507—2016 7.5.1 ④《医院洁净手术部建筑技术规范》GB 50333—2013 3.0.2

6

监测项目	监测频率	合格标准 法 规	所用设备 仪器	所用设备 耗材	依据
物体表面消毒效果监测	每季度	① I 类、II 类环境：≤ 5CFU/cm² ② III 类、IV 类环境：≤ 10CFU/cm²	37℃恒温培养箱	① 直径 9cm 营养琼脂平板或血营养琼脂平板 ② 1ml 吸管	①《医疗机构消毒技术规范》WS 367—2012 A.5 ②《医院消毒卫生标准》GB 15982—2012 4.1.1 ③《软式内镜清洗消毒技术规范》WS 507—2016 7.5.2
手卫生效果监测	每季度	① 外科手消毒：≤ 5CFU/cm² ② 卫生手消毒：≤ 10CFU/cm²	37℃恒温培养箱	① 直径 9cm 营养琼脂平板或血营养琼脂平板 ② 1ml 吸管	①《医疗机构消毒技术规范》WS 367—2012 A.4.1 ②《医院消毒卫生标准》GB 15982—2012 4.2 ③《医务人员手卫生规范》WS 313—2019
使用中消毒液染菌量监测	每季度	① 灭菌消毒液：无菌生长 ② 皮肤黏膜消毒液：≤ 10CFU/ml ③ 其他消毒液：≤ 100CFU/ml	37℃恒温培养箱	① 直径 9cm 营养琼脂平板 ② 1ml 吸管	①《医疗机构消毒技术规范》WS 367—2012 A.7.2

监测项目	监测频率	合格标准		所用设备		依据
		法 规		仪器	耗材	
透析用水染菌量监测	每月	染菌量 ≤ 100 CFU／ml		17～23℃培养箱	① 直径 9cmR2A 培养基平板 ② 1ml 吸管 ③ 注射器	①《血液净化标准操作规程》2020 ②《血液透析及相关治疗用水》YY 0572—2015
内镜消毒效果监测	每季度监测 1 次	≤ 20 CFU／件		37℃恒温培养箱	① 50 ml 采样液 ② 50 ml 注射器 ③ 1 ml 吸管 ④ 营养琼脂培养皿	①《软式内镜清洗消毒技术规范》WS 507—2016 7.3 ② 《医院消毒卫生标准》GB 15982—2012 A5.3.3
内镜清洗效果监测	定期	无		ATP 荧光检测仪	ATP 采样拭子	《软式内镜清洗消毒技术规范》WS 507—2016 7.1.2

监测项目	监测频率	合格标准		所用设备		依据
		法规		仪器	耗材	
手术器械清洗效果监测	定期	无		ATP荧光检测仪	ATP采样拭子	①《医疗机构消毒技术规范》WS/T 367—2012 A1.1.3 ②《医院消毒供应中心 第3部分：清洗消毒及灭菌效果监测》WS 310.3—2016
压力蒸汽灭菌效果监测	每周至少监测1次	①阳性对照组培养阳性，实验组培养阴性，判定为灭菌合格 ②阳性对照组培养阳性，实验组培养阳性，判定为灭菌不合格	阴性对照组培养阴性，阴性对照组培养阴性，	56℃恒温培养箱	①标准指示菌株：嗜热脂肪杆菌芽孢菌片 ②培养管：溴甲酚紫葡萄糖蛋白胨水培养基	①《医疗机构消毒技术规范》WS/T 367—2012 A2.1.2 ②《医院消毒供应中心 第3部分：清洗消毒及灭菌效果监测》WS 310.3—2016 4.4.2.3和附录A

9

| 监测项目 | 监测频率 | 合格标准 | | 所用设备 | | 依 据 |
		法 规		仪器	耗材	
干热灭菌效果监测	每周监测 1 次	①阳性对照组培养阳性，阴性对照组培养阴性，实验组培养阴性，判定为灭菌合格 ②阳性对照组培养阳性，阴性对照组培养阴性，实验组培养阳性，判定为灭菌不合格		37℃恒温培养箱	①标准指示菌株：枯草杆菌黑色变种芽孢菌片 ②培养管：胰蛋白胨大豆肉汤培养基	1.《医疗机构消毒技术规范》WS/T 367—2012 A2.2.2 2.《医院消毒供应中心第 3 部分：清洗消毒及灭菌效果监测》WS 310.3—2016 4.4.3.3 和附录 B
环氧乙烷灭菌效果监测	每锅监测	①阳性对照组培养阳性，阴性对照组培养阴性，实验组培养阴性，判定为灭菌合格 ②阳性对照组培养阳性，阴性对照组培养阴性，实验组培养阳性，判定为灭菌不合格		37℃恒温培养箱	①标准指示菌株：枯草杆菌黑色变种芽孢菌片 ②培养管：胰蛋白胨大豆肉汤培养基	①《医疗机构消毒技术规范》WS/T 367—2012 A2.4.2 ②《医院消毒供应中心第 3 部分：清洗消毒及灭菌效果监测》WS 310.3—2016 4.4.4.2 和附录 C

监测项目	监测频率	合格标准（法规）	所用设备		依据
			仪器	耗材	
低温等离子灭菌效果监测	每日监测	①阳性对照组培养阳性，实验组培养阴性，阴性对照组培养合格，判定为灭菌合格；②阳性对照组培养阳性，实验组培养阳性，阴性对照组培养阴性，判定为灭菌失败	56℃恒温培养箱	①标准指示菌株嗜热脂肪杆菌芽孢菌片 ②培养基管：胰蛋白胨大豆肉汤培养基	①《医疗机构消毒技术规范》WS/T 367—2012 A2.4.2 ②《医院消毒供应中心第3部分：清洗消毒及灭菌效果监测》WS 310.3—2016 4.4.4.2和附录D ③《过氧化氢气体等离子体低温灭菌器卫生要求》GB 27955—2020附录B
食饮具消毒效果监测	每月监测	①致病菌不得检出 ②大肠菌群不得检出	37℃恒温培养箱	①1 ml吸管 ②血营养琼脂培养皿	《食品安全国家标准消毒食（饮）具》GB 14934—2016

监测项目	监测频率	合格标准		所用设备		依据
		法 规		仪器	耗材	
污水消毒效果监测	每月监测	①传染病医疗机构：粪大肠菌群数：≤100MPN/L ②综合医疗机构：粪大肠菌群数：≤500MPN/L		44℃恒温培养箱	①采样瓶 ②吸管 ③胆盐乳糖营养液 ④三倍胆盐乳糖培养液 ⑤中和剂：硫代硫酸钠	《医疗机构水污染物排放标准》GB 18466—2005 6
布草洗涤效果监测	根据工作需要	①菌落数≤200 CFU/100cm² ②大肠菌群：不得检出 ③金黄色葡萄球菌：不得检出		37℃恒温培养箱	①直径9cm营养琼脂平板 ②1ml吸管 ③双倍乳糖胆盐发酵管	①《医院布草洗涤卫生规范》DB 11/662—2009 ②《医院医用纺织物洗涤消毒技术规范》WS/T 508—2016 7.1.3 和附录B

（五）消毒效果监测实验室的基本要求

（1）采样接种要求无菌操作；

（2）原始记录保存 3 年；

（3）做好实验室质量控制；

（4）严格实验室分区；

（5）检测报告每月反馈至科室；

（6）实验室内应保持清洁、整齐，按指定的位置安放试验台、试剂架、药品、玻璃器皿及其他仪器，并经常保持清洁、无尘；

（7）实验室内不得从事与试验无关的活动，室内玻璃器皿、试剂柜内不得存放与实验无关的物品；

（8）实验室内的仪器设备要正确使用和维护，经常保持其干燥、清洁，不用时要拔去电源插头或关电源开关。

（六）标本储存和转运要求

（1）收集的标本应放在有盖的容器内，收集标本时不能污染容器外壁；

（2）在标本采集、处理和运送途中保证容器不破裂，标本不外溢；

（3）送检单与标本容器分开，以避免污染，污染的送检单应由污染者给予置换；

（4）标本的收集和处理区域应与试剂区严格分开，所有放置标本的容器、冰箱或冷冻箱外都应有"生物危险物"的标记；

（5）运送标本者应接受安全训练并知道标本倾覆或溅散后正确处理的方法；

（6）实验室内处理、运送标本容器时，应规范使用个人防护装备；

（7）标本送到实验室后，应首先观察容器有无污染、破裂，污染容器应经过"去污染"处理后再送到工作区，污染的化验单应抛弃并重新填写；

（8）采集标本后 2h 内送到实验室，实验室 2h 内接种或 4℃保存 24h 接种。

二

监测项目和流程

（一）医院消毒供应中心（CSSD）
清洗消毒及灭菌效果监测

1. 器械、器具和物品清洗效果的监测（ATP 法）

材料准备：① ATP 采样拭子
② ATP 荧光检测仪

↓

监测频率：定期监测（每季度）

↓

监测时间：清洗后干燥的器械或抽检包装后灭菌前的器械

↓

从试管中取出采样拭子在器械表面往返涂抹并旋转拭子 5 次（齿部、关节部、沟槽部可重点涂抹）将拭子放回试管 ── 采样方法

掰断速流阀，挤下试剂，振荡 15 次，打开仪器的顶门，将采样拭子插入到取样器小室内；关闭仪器顶门，立即开始检测 ── 检测

结果读数 ── 结果报告

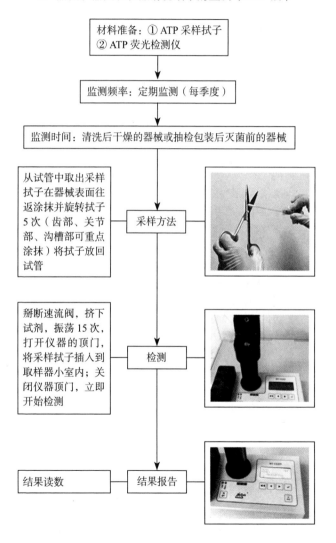

结果评价

灵敏度在 10^{-18} 摩尔 ATP 时，普通手术器械和硬式内镜 RLU ≤ 2000 合格，2000 < RLU < 4000 警告，RLU ≥ 4000 不合格。

结果评价以厂家提供参考结果为准。

不合格结果分析处理

（1）采样过程是否存在人为污染：环境、采样物品等；

（2）选择的清洗程序是否正确；

（3）清洗过程使用水是否为符合标准，冲洗阶段水温应小于 45℃；

（4）清洗剂选择适宜用的医用清洗剂，清洗剂用量是否根据说明书配制；

（5）清洗舱内杂物是否每日清洁处理，是否定期做清洗消毒器的保养；

（6）清洗后物品存放条件，包装间的温湿度是否合格；

（7）工作人员手卫生是否到位。

参考文献

《医院消毒卫生标准》GB 15982—2012

《医院消毒供应中心第 3 部分：清洗消毒及灭菌效果监测标准》WS 310.3—2016

厂家提供的说明书

2. 压力蒸汽灭菌效果监测

2.1 物理监测法

每次灭菌应连续监测并记录灭菌时的温度、压力和时间等灭菌参数。灭菌温度波动范围在 ± 3℃内，灭菌时间满足最低灭菌时间的要求，在设定最低温度以上，且同时应记录所有临界点的时间、温度和压力值，结果应符合灭菌要求。

2.2 化学监测法

应进行包外、包内化学指示物监测。具体要求为灭菌包包外应有化学指示物，高度危险性物品包内应放置包内化学指示物，置于最难灭菌的部位。如果透过包装材料可直接观察包内化学指示物的颜色变化，则不必放置包外化学指示物。根据化学指示物颜色或形态等变化，判断是否达到灭菌合格要求。

2.3 生物监测法

2.3.1 菌片生物监测

材料准备：①无菌培养管：溴甲酚紫葡萄糖蛋白胨水培养基
②生物监测标准指示菌株：嗜热脂肪杆菌芽孢

| 消毒供应：每周监测 | 监测频率 | 口腔科：每月监测 |

16条41cm×66cm的全棉手术巾制成，即每条手术巾的长边先折成3层，短边折成2层，然后叠放，制成23cm×23cm×15cm标准测试包，生物指示物放中间 ← 标准包制备 → 常用的、有代表性的灭菌物品制备生物测试包

标准测试包或有代表性的生物测试包放在高压锅内最不易灭菌的部位，如排气口附近 ← 采样方法

取出菌片，放入无菌的溴甲酚紫葡萄糖蛋白胨水培养管中 ← 接种方法

将阳性、阴性和试验管放入56℃恒温培养箱培养7d ← 培养方法

阳性对照管：变黄
阴性对照管：紫色 ← 结果判定 阳性　　阴性

2.3.2 自含式生物监测

材料准备：自含式生物测试管

| 消毒供应：每周监测有植入物的每锅监测 | → | 监测频率 | ← | 口腔科：每月监测 |

标准包制备

16条41cm×66cm的全棉手术巾制成，即每条手术巾的长边先折成3层，短边折成2层，然后叠放，制成23cm×23cm×15cm标准测试包，生物指示物放中间

常用的、有代表性的灭菌物品制备生物测试包

标准包放在高压锅内最不易灭菌的部位，如排气口附近 → 采样方法

取出测试管，用夹子夹碎内置管，使培养基与菌片充分接触 → 接种方法

将阳性和试验管放入56℃恒温培养箱培养48h → 培养方法

阳性对照管：变黄阴性对照管：紫色 → 结果判定

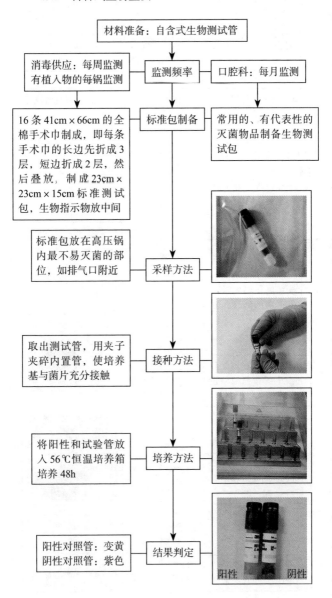

阳性　　　阴性

2.3.3 快速生物监测

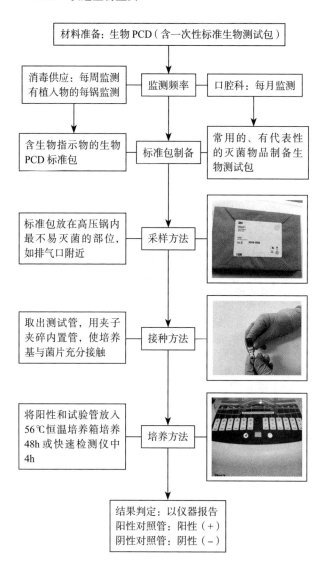

材料准备：生物PCD（含一次性标准生物测试包）

消毒供应：每周监测
有植入物的每锅监测 → 监测频率 ← 口腔科：每月监测

含生物指示物的生物
PCD标准包 → 标准包制备 ← 常用的、有代表性的灭菌物品制备生物测试包

标准包放在高压锅内
最不易灭菌的部位，
如排气口附近 → 采样方法

取出测试管，用夹子
夹碎内置管，使培养
基与菌片充分接触 → 接种方法

将阳性和试验管放入
56℃恒温培养箱培养
48h或快速检测仪中
4h → 培养方法

结果判定：以仪器报告
阳性对照管：阳性（+）
阴性对照管：阴性（-）

结果判定

阳性对照组培养阳性，阴性对照组培养阴性，试验组培养阴性，判定灭菌合格。阳性对照组培养阳性，阴性对照组培养阴性，试验组培养阳性，判定灭菌不合格。同时应进一步鉴定实验组阳性的细菌是否为指示菌或是污染所致。

2.4 注意事项

2.4.1 灭菌器新安装、移位和大修后应进行物理监测、化学监测和生物监测。物理监测和化学监测通过后，生物监测应空载连续监测3次，合格后灭菌器方可使用。

2.4.2 B-D试验：预真空（包括脉动真空）压力蒸汽灭菌器应每日开始灭菌运行前空载进行B-D测试，B-D测试合格后，灭菌器方可使用。

2.4.3 植入物、外来器械的灭菌应每批次进行生物监测。生物监测合格后，方可使用。

2.5 灭菌不合格后分析处理

（1）操作过程中是否有污染；

（2）基础设施问题：如蒸汽供应出现问题，高压过程中出现断水、断电等不连续现象；

（3）压力蒸汽灭菌器密封圈是否严密，蒸汽质量等；

（4）物理监测不合格的灭菌物品不得发放，并应分析原因进行改进，直至监测结果符合要求；

（5）包外化学监测不合格的灭菌物品不得发放，包内化学监测不合格的灭菌物品和湿包不得使用。并应分析原因进行改进，直至监测结果符合要求；

（6）指示卡是否在有效期内使用，指示卡存放条件等；

（7）生物监测不合格时，应尽快召回上次生物监测合格以来所有尚未使用的灭菌物品，重新处理；并应分析不合格原因，改进后，生物监测连续3次合格后，方可使用。

参考文献

《医院消毒供应中心第3部分：清洗消毒及灭菌效果监测标准》WS 310.3—2016

《医疗机构消毒技术规范》WS/T 367—2012

3. 干热灭菌效果监测

3.1 物理监测

每灭菌批次应进行物理监测。监测方法包括记录温度与持续时间。

温度在设定时间内均达到预置温度，则物理监测合格。

3.2 化学监测

每包应进行包外、包内化学指示物监测，并置于最难灭菌的部位。对于未打包的物品，应使用一个或多个包内化学指示物，放在待灭菌物品附近进行监测。经过一个灭菌周期后取出，据其颜色或形态的改变判断是否达到灭菌要求。

3.3 生物监测

材料准备：①无菌培养管：营养肉汤；②生物监测标准
指示菌株：枯草杆菌黑色变种芽孢

↓

监测频率：每周监测

↓

将两片枯草杆菌黑色变种芽孢菌片放入玻璃管中。将管放在干热锅内最易灭菌的部位即灭菌器与每层门把手对角线内、外角处放置	**采样方法**	
取出带菌片玻璃管，注入无菌胰蛋白胨大豆肉汤培养基 5ml	**接种方法**	
将阳性、阴性和试验管放入 36℃ ±1℃恒温培养箱培养 7d	**培养方法**	
培养管变浑浊：阳性培养管澄清：阴性	**结果报告**	阳性　　阴性

结果判定

（1）阳性对照组培养阳性，阴性对照组培养阴性，若每个指示菌片接种的肉汤管均澄清，判定灭菌合格；若阳性对照组培养阳性，阴性对照组培养阴性，而指示菌片之一接种的肉汤管浑浊，判为不合格；

（2）对难以判定的肉汤管，取 0.1ml 接种于营养琼脂平板，涂匀。置 36℃±1℃恒温箱培养 48h，观察菌落形态，并做涂片染色镜检，判断是否有指示菌生长，若有指示菌生长，判为灭菌不合格，若无指示菌生长，判为灭菌合格。

3.4 注意事项

灭菌器新安装、移位和大修后应进行物理监测法、化学监测法和生物监测法监测（重复 3 次）。监测合格后，灭菌器方可使用。

3.5 灭菌不合格后分析处理

（1）物理监测不合格的灭菌物品不得发放，并应分析原因进行改进，直至监测结果符合要求；

（2）选择的灭菌温度和时间是否合格；

（3）灭菌器封闭是否严密；

（4）包外化学监测不合格的灭菌物品不得发放，包内化学监测不合格的灭菌物品不得使用。并应分析原因进行改进，直至监测结果符合要求；

（5）生物监测不合格时，应尽快召回上次生物监测合格以来所有尚未使用的灭菌物品，重新处理；并应分析不合格原因，改进后，生物监测连续 3 次合格后，方可使用。

参考文献

《医疗机构消毒技术规范》WS/T 367—2012

《医院消毒供应中心第 3 部分：清洗消毒及灭菌效果监测标准》WS 310.3—2016

4. 环氧乙烷灭菌效果监测

4.1 物理监测法

每次灭菌应监测并记录灭菌时的温度、压力、时间和相对湿度等灭菌参数。无菌参数应符合灭菌器的使用说明或操作手册的要求。

4.2 化学监测法

每个灭菌物品包外应使用包外化学指示物，作为灭菌过程的标志，每包内最难灭菌位置放置包内化学指示物，通过观察其颜色变化，判定其是否达到灭菌合格要求。

4.3 生物监测法

4.3.1 自含式生物监测

材料准备：枯草杆菌黑色变种芽孢（自含式）

↓

监测频率：每锅监测

↓

标准包的制备：取一个 20ml 无菌注射器，去掉针头，拔出针栓，测试管带孔的塑料帽朝向针头，放入针筒内，针栓插回，用一条全棉辅料两层包裹，至于纸塑包装袋内，封好

↓

将常规生物测试包放在灭菌器最难灭菌的部位（整个装载灭菌包的中心部位）	→	采样方法	—	
取出测试管，用夹子夹碎内置管，使培养基与菌片充分接触	→	接种方法	—	
灭菌后置入 36℃ ±1℃ 培养箱培养 48h，并设阳性对照和阴性对照（自含式生物指示物不用设阴性对照）	→	培养方法	—	
阳性对照管：变黄色 阴性对照管：不变色	→	结果判定	—	

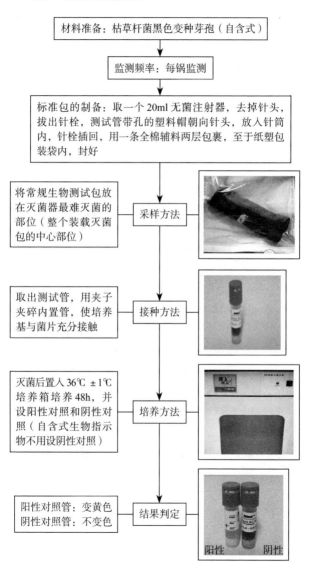

阳性　　　　阴性

4.3.2 快速生物监测

材料准备：枯草杆菌黑色变种芽孢（自含式）

↓

监测频率：每锅监测

↓

标准包的制备：取一个20ml无菌注射器，去掉针头，拔出针栓，测试管带孔的塑料帽朝向针头，放入针筒内，针栓插回，用一条全棉辅料两层包裹，至于纸塑包装袋内，封好

↓

将常规生物测试包放在灭菌器最难灭菌的部位（整个装载灭菌包的中心部位）　→　采样方法

取出测试管，用夹子夹碎内置管，使培养基与菌片充分接触　→　接种方法

灭菌后置入快速培养箱培养4h，并设阳性对照和阴性对照（自含式生物指示物不用设阴性对照）　→　培养方法

↓

结果判定：机器自动识别
阳性对照管：阳性（＋）
阴性对照管：阴性（－）

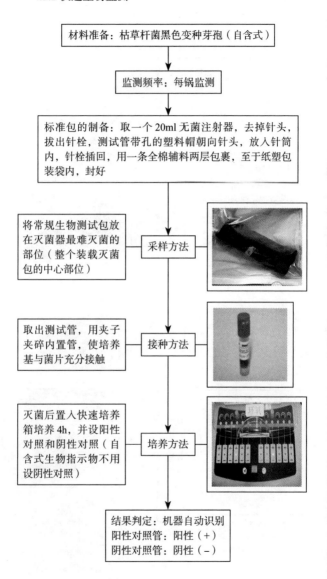

结果判定

阳性对照组培养阳性，阴性对照组培养阴性，实验组培养阴性，判定为灭菌合格。阳性对照组培养阳性，阴性对照组培养阴性，实验组培养阳性，判定灭菌不合格。对难以判定的肉汤管，取0.1ml接种于营养琼脂平板，涂匀。置36℃±1℃恒温箱培养48h，观察菌落形态，并做涂片染色镜检，判断是否有指示菌生长，若有指示菌生长，判为灭菌不合格，若无指示菌生长，判为灭菌合格。

注意事项

监测所用生物标示物应符合国家相关法规要求，并在有效期内使用。

4.4 灭菌不合格后处理

（1）物理监测不合格的灭菌物品不得发放，并应分析原因进行改进，直至监测结果符合要求；

（2）包外化学监测不合格的灭菌物品不得发放，包内化学监测不合格的灭菌物品不得使用。并应分析原因进行改进，直至监测结果符合要求；

（3）生物监测不合格时，灭菌物品不得发放。并应分析不合格原因，改进后，生物监测连续3次合格后，方可使用；

（4）灭菌温度和环氧乙烷的气量、作用时间等是否达标；

（5）监测过程中是否存在污染：无菌操作。

参考文献

《医疗机构消毒技术规范》WS/T 367—2012

《医院消毒供应中心第3部分：清洗消毒及灭菌效果监测标准》WS 310.3—2016

5. 过氧化氢低温等离子灭菌效果监测

5.1 物理监测法

每次灭菌应连续监测并记录每个灭菌周期的临界参数，如舱内压、温度，等离子体电源输出功率和灭菌时间的灭菌参数。灭菌参数应符合灭菌器的使用说明或操作手册的要求。

5.2 化学监测法

每个灭菌物品包外应使用包外化学指示物，作为灭菌过程的标志，每包内最难灭菌位置放置包内化学指示物，通过观察其颜色变化，判定其是否达到灭菌合格要求。

5.3 生物监测法

材料准备：①标准指示菌株：耐热的嗜热脂肪杆菌芽孢（自含式）；②培养管：溴甲酚紫葡萄糖蛋白胨水培养基

监测频率：每日监测

将生物指示物置于特卫强材料的包装袋内，密闭式包装袋，放置于灭菌器内最难灭菌部位（按照生产厂家说明书建议，远离过氧化氢注入口，如灭菌仓下层器械搁架的后方） → **采样方法**

取出测试管，用夹子夹碎内置管，使培养基与菌片充分接触 → **接种方法**

灭菌后置入56℃±2℃培养箱培养48h（或遵循产品说明书），观察结果。并设阳性对照和阴性对照（自含式生物指示物不用设阴性对照） → **培养方法**

培养管变黄色：阳性
培养管不变色：阴性 → **结果判定**

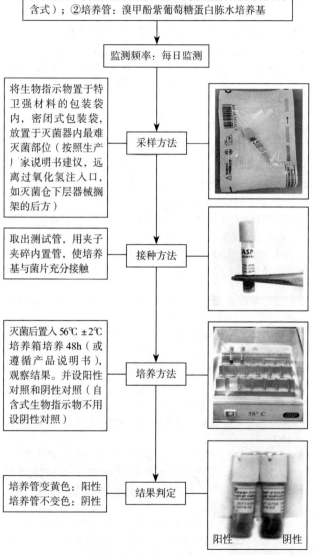

阳性　　　阴性

结果判定

对照组颜色应变为黄色或浑浊的内容物，表示结果为阳性，测试组颜色应为紫色内容物（不变色），表示结果为阴性。

阳性对照组培养阳性，阴性对照组培养阴性，实验组培养阴性，判定为灭菌合格。阳性对照组培养阳性，阴性对照组培养阴性，实验组培养阳性，判定为灭菌失败。

5.4　灭菌不合格后处理

（1）物理监测不合格的灭菌物品不得发放，并应分析原因进行改进，直至监测结果符合要求；

（2）灭菌温度以及过氧化氢的浓度、仓内压、作用时间等是否达标；

（3）包外化学监测不合格的灭菌物品不得发放，包内化学监测不合格的灭菌物品不得使用。并应分析原因进行改进，直至监测结果符合要求；

（4）指示卡是否在有效期内使用，指示卡存放条件等；

（5）生物监测不合格时，应尽快召回上次生物监测合格以来所有尚未使用的灭菌物品，重新处理；并应分析不合格原因，改进后，生物监测连续 3 次合格后，方可使用；

（6）操作过程是否无菌操作。

参考文献

《医疗机构消毒技术规范》WS/T 367—2012

《医院消毒供应中心第 3 部分：清洗消毒及灭菌效果监测标准》WS 310.3—2016

《过氧化氢气体等离子体低温灭菌器卫生要求》GB 27955—2020 附录 B

（二）内镜的清洗效果和消毒效果监测

1. 内镜的清洗效果监测（ATP 法）

材料准备：①采样管：ATP 采样拭子；② ATP 荧光检测仪

↓

监测频率：定期 / 可疑污染

↓

监测时间：清洗后干燥的内镜或清洗消毒处理后

↓

涂抹镜体末端向上 10cm 及活检口入口插入旋转拭子涂抹 5 次，插入采样管中 ←——→ 采样方法

掰断速流阀，挤下试剂振荡 15 次打开仪器的顶门，将采样管插入到取样器小室内；关闭仪器顶门，开始检测 ←——→ 检测

结果读数 ←——→ 结果报告

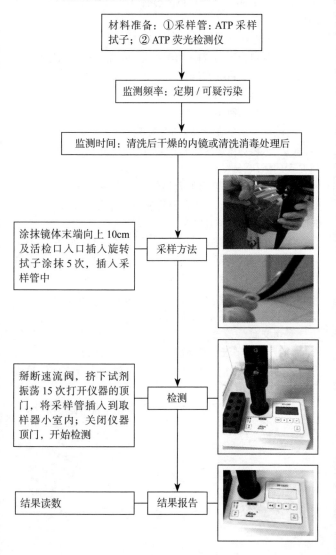

结果评价

灵敏度在 10^{-18} 摩尔 ATP 时，软式内镜 RLU ≤ 20000 合格，20000 < RLU < 40000 警告，RLU ≥ 40000 不合格（此标准仅供参考，以厂家提供参考结果为准）。

不合格结果分析处理

（1）采样过程是否存在人为污染：环境、采样物品等；

（2）清洗流程是否合理；

（3）清洗过程使用水是否为纯化水，生产纯化水的滤膜孔径应 ≤ 0.2μm，是否定期更换；

（4）清洗剂选择适宜用的医用清洗剂，清洗剂用量是否准确；

（5）清洗后物品存放条件；

（6）工作人员手卫生是否到位。

参考文献

《软式内镜清洗消毒技术规范》WS 507—2016

厂家提供说明书

2. 内镜的消毒效果监测

2.1 软式内镜的消毒效果监测

材料准备：① 50ml 无菌采样液；② 1ml 无菌吸管；③ 50ml 注射器；④无菌直径 9cm 的一次性空平皿和无菌营养琼脂培养基或营养琼脂平板

↓

监测频率：每季度抽检，每年全覆盖所有内镜

↓

抽检方法：监测采用轮换抽检的方式，每次按 25% 的比例抽检，内镜数量少于等于 5 条的，应每次全部监测；多于 5 条的，每次监测数量应不低于 5 条

↓

用无菌注射器抽取 50ml 采样液由内镜活检口入口注入采样液，再由活检口出口收集采样液 —— 采样方法 ——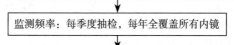

↓

取采样液 1.0ml 接种 2 个平皿，将冷至 40～45℃的溶化营养琼脂培养基每皿倾注 15～20ml，混匀 —— 接种方法 1

↓

接种后平皿倒置放入 36℃ ± 1℃培养箱培养 48h —— 培养方法

↓

计数菌落数 —— 1

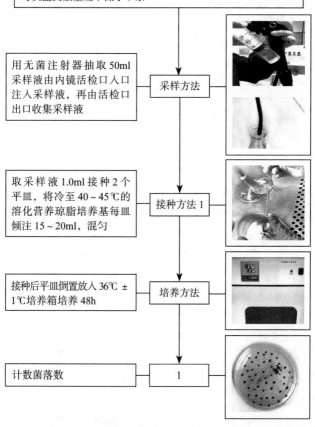

滤膜法菌落计数

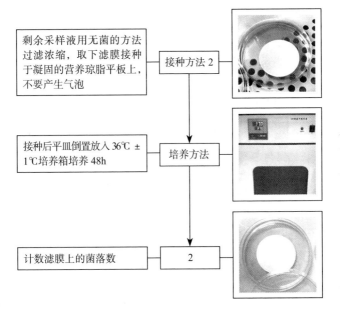

剩余采样液用无菌的方法过滤浓缩，取下滤膜接种于凝固的营养琼脂平板上，不要产生气泡 → 接种方法2

接种后平皿倒置放入36℃±1℃培养箱培养48h → 培养方法

计数滤膜上的菌落数 → 2

2.2 硬式内镜的消毒效果监测

材料准备：①10ml无菌采样液；②1ml无菌吸管；③10ml注射器；④无菌直径9cm的一次性空平皿和无菌营养琼脂培养基或营养琼脂平板

↓

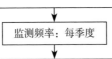

监测频率：每季度

↓

采样方法：①涂抹法：用浸有无菌生理盐水采样液的棉拭子在被检硬式内镜及附件的内外表面涂抹，采样取全部表面或100cm²，然后减去手接触部分的棉拭子放入10ml采样液中
②冲洗法：用10ml无菌生理盐水缓慢冲洗被检硬式内镜及附件的内外表面

↓

接种方法：取1ml洗脱液接种平皿

菌落计数

1. 软式内镜

滤膜法不可计数时：

菌落总数（CFU/件）＝菌落数（CFU/平板）×50

滤膜法可计数时：

菌落总数（CFU/件）＝菌落数（CFU/平板）＋菌落数（CFU/滤膜）

2. 硬式内镜

菌落总数（CFU/件）＝菌落数（CFU/平板）×10

结果判定

消毒后内镜合格标准：细菌总数≤20CFU/件，不得检出致病菌。灭菌后内镜合格标准：无菌生长。

注意事项

（1）采样时注意无菌操作；

（2）采样后4h内检测；

（3）涂抹法时平皿要先放37℃温箱烤干表面水分；倾注法时要待融化的营养琼脂冷至45~48℃，再与液体混合，边倾注边混匀。

不合格结果分析处理

（1）实验操作过程是否存在污染：环境、采样物品等；

（2）清洗消毒流程是否合理；

（3）清洗过程使用水是否为纯化水，生产纯化水的滤膜孔径应≤0.2μm，是否定期更换；

（4）清洗剂选择适宜用的医用清洗剂，清洗剂用量是否准确；

（5）消毒剂的有效浓度；

（6）存放条件是否达标；

（7）复检合格后使用。

参考文献

《医院消毒卫生标准》GB 15982—2012

《软式内镜清洗消毒技术规范》WS 507—2016

（三）血液透析室相关项目监测

1. 血液透析相关治疗用水的监测

1.1 透析用水染菌量监测

材料准备：① 10ml 无菌采样管；② 1ml 无菌吸管；③无菌直径 9cm 的一次性空平皿和无菌 R2A 培养基或 R2A 平板

↓

监测频率：每月抽检，每年全部测检

↓

关闭透析液，取下透析器透析液出口的快速接头，将透析器倾斜 45°，打开透析液开关，让透析液自然流出，用无菌的试管收取液体。密封，送检 → 透析液采样方法

↓

打开回路末端采样口，用无菌试管在反渗水回路末端接取反渗水，密封，送检 → 透析用水采样方法

↓

取采样液 1.0ml 接种平皿，将冷至 40~45℃ 的溶化 R2A 培养基 15~20ml，混匀 → 接种方法

↓

培养方法：接种后置 20℃ ±3℃培养 7d

↓

计数菌落数 ← 菌落计数

1.2 细菌内毒素监测

材料准备：① 75% 酒精棉球；②鲎试剂；③细菌内毒素工作标准品；④细菌内毒素检查用水；⑤定量移液器；⑥吸头；⑦封口膜；⑧剪刀；⑨漩涡混合器；⑩水浴锅（使用前先无菌处理）

监测频率：每季度抽检，每年全部监测 1 次

采样方法 ⟶ 使用无菌容器具取一定量的供试液

操作方法

1. 细菌内毒素工作标准品的制备：根据鲎试剂灵敏度的标示值（如 $\lambda = 0.125$EU/ml），取内毒素工作标准品 1 支，用 75% 酒精棉球擦拭后开启，加细菌内毒素检查用水 1ml 溶解，置漩涡混合器混匀 15min，备用
2. 细菌内毒素阳性对照的制备：取混匀好的细菌内毒素工作标准品为 10EU/ 支，鲎试剂标示灵敏度 λ 为 0.125EU/ml 时，内毒素阳性对照应稀释至 2λ，即 0.25EU/ml（横线上方为浓内毒素溶液的量，下方表示加水的量）

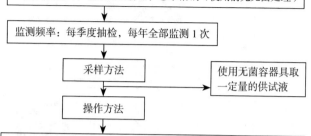

3. 将样品按规定浓度稀释，制成供试液，取鲎试剂（如 0.125EU/ml），加入 1ml 检查用水，加入 1ml 供试液，用封口膜封好
4. 阴性对照：取鲎试剂 1 支（0.125EU/ml）加入 0.2ml 检查用水，用封口膜封好，作为阴性对照

培养方法 ⟶ 放入 37℃ ±1℃水浴锅中 60min ± 2min

结果判定

将试管轻轻拿出，缓缓倒转 180°，观察试管内如果凝胶不变形，未从试管壁滑落为阳性；如果试管内未形成凝胶或形成凝胶不坚实，变形并从试管壁滑落则为阴性
阳性对照不凝胶，阴性对照形成坚实的凝胶 ⟶ 0.25EU/ml

结果判定和透析用水

透析液和透析用水细菌菌落数均 ≤ 100CFU/ml 为合格。菌落数 ≥ 50CFU/ml 采取干预措施。透析用水内毒素 ≤ 0.25EU/ml 为合格；透析液内毒素 ≤ 0.5EU/ml 超过最大允许水平的 50% 应进行干预

不合格结果分析处理

（1）采样过程是否无菌操作；

（2）复检；

（3）增加采样点：反渗水离开反渗透析机进入血透治疗室之前，B 液、透析液制备室反渗水进口处，透析器入口处等；

（4）监测到各项结果正常。

2. 其他相关项目监测

2.1 透析室空气细菌菌落数监测

参照（七）1。

2.2 医务人员卫生手消毒菌落数监测

参照（七）3。

2.3 仪器表面消毒效果监测

采样点：高频接触的器械表面（触摸屏、操作按钮等），其他步骤参照（六）2。

参考文献

《血液净化标准操作规程》

《血液透析及相关治疗用水》YY 0572—2015

（四）口腔综合治疗台水路诊疗用水监测

材料准备：①无菌采样管；②无菌直径 9cm 的一次性空平皿和营养琼脂培养基或无菌营养琼脂平板；③吸管：1ml

↓

监测频率：每季度 1 次

↓

抽检方法：根据口腔科综合治疗台数量，保证每台每年至少采样一次消毒处理后或怀疑与医院感染暴发有关时进行采样

↓

采样部位：①综合治疗台牙科手机、三枪机、洁牙机和水杯注水器的相应出口；②每台至少选择 2 个采样点

↓

采样时间：首诊患者前，冲洗采样点水路 30s

↓

用酒精棉球或纱布擦拭采样点 → 消毒方法 →

干燥后用无菌采样管，对每一个采样点采集 10ml 水样 → 采样方法 →

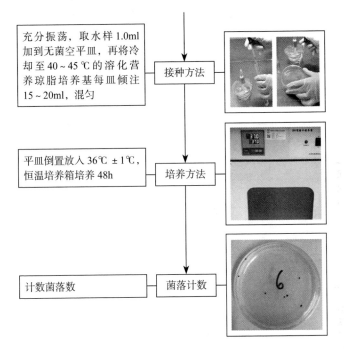

充分振荡，取水样 1.0ml 加到无菌空平皿，再将冷却至 40~45℃的溶化营养琼脂培养基每皿倾注 15~20ml，混匀 → 接种方法

平皿倒置放入 36℃±1℃，恒温培养箱培养 48h → 培养方法

计数菌落数 → 菌落计数

结果判定

每个采样点诊疗用水菌落总数 ≤ 100CFU/ml；不得检出铜绿假单胞菌、沙门菌和大肠菌群等致病菌为合格。

注意事项

（1）采样时注意无菌操作；

（2）采样后 4 小时内检测；

不合格结果分析处理

（1）实验操作过程是否存在污染：环境、采样物品等；

（2）水路是否定期消毒；

（3）水路消毒剂的有效浓度；

（4）复检合格后使用。

参考文献

《口腔综合治疗台水路消毒技术规范》BD 11/T 1703—2019

（五）洁净手术室的监测

1. 静态监测

1.1 空气净化效果监测（平板暴露法）

材料准备：直径 9cm 营养琼脂培养皿

采样时间：在系统自净后与从事医疗活动前采样

等级	手术室名称	最少自净时间（min）
Ⅰ级	特别洁净手术室	15
Ⅱ级	标准洁净手术室	25
Ⅲ级	一般洁净手术室	30
Ⅳ级	标准洁净手术室	30

监测频率：每季度对各级别洁净手术室至少抽检 1 间

抽检方法：根据手术间数，保证每间每年都能至少监测 1 次

采样高度：距地面 ≤ 80cm

布点图示 — 布点方法 — 布点说明

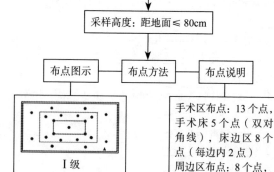

Ⅰ级

手术区布点：13 个点，手术床 5 个点（双对角线），床边区 8 个点（每边内 2 点）
周边区布点：8 个点，每边内各 2 点

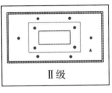

手术区布点：4个点，分别在双对角线

周边区布点：6个点，长边各2点，短边各一点

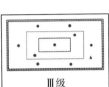

手术区布点：3个点，内对角线布点

周边区布点：6个点，长边各2点，短边各一点

IV级：监测点 = $\sqrt{\text{面积平方米数}}$

布点方法

打开培养皿盖，平移至培养皿边缘 — 培养皿摆放 —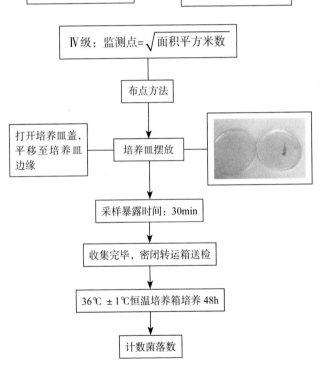

采样暴露时间：30min

收集完毕，密闭转运箱送检

36℃±1℃恒温培养箱培养48h

计数菌落数

1.2 空气净化效果监测（空气采样器法）

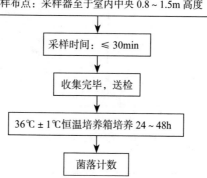

材料准备：①直径 9cm 营养琼脂培养皿；②采样器

采样时间：洁净手术室和洁净病房

等级	手术室名称	最少自净时间
Ⅰ级	特别洁净手术室	采样前 15min
Ⅱ级	标准洁净手术室	采样前 25min
Ⅲ级	一般洁净手术室	采样前 30min
Ⅳ级	准洁净手术室	采样前 30min

监测频率：Ⅰ、Ⅱ级每月监测 1 次，Ⅲ、Ⅳ级每 2 个月监测 1 次

采样布点：采样器至于室内中央 0.8～1.5m 高度

采样时间：≤ 30min

收集完毕，送检

36℃±1℃恒温培养箱培养 24～48h

菌落计数

结果报告

（1）平板暴露法：按平均每皿的菌落数报告：CFU/30min·Φ90 皿。

（2）采样器法：

$$\text{菌落总数 CFU/m}^3 = \frac{\text{采样器各平皿菌落数之和（CFU）}}{\text{采样速率（L/min）} \times \text{采样时间（min）}} \times 1000$$

1.3 结果评价

洁净手术室

等级	手术室名称	空气洁净度级别		沉降法（浮游法）细菌最大平均浓度	
		手术区	周边区	手术区	周边区
I	特别洁净手术室	5（100级）	6（1000级）	0.2CFU/30min·Φ90皿（5CFU/m³）	0.4CFU/30min·Φ90皿（10CFU/m³）
II	标准洁净手术室	6（1000级）	7（10000级）	0.75CFU/30min·Φ90皿（25CFU/m³）	1.5CFU/30min·Φ90皿（50CFU/m³）
III	一般洁净手术室	7（10000级）	8（100000级）	2.0CFU/30min·Φ90皿（75CFU/m³）	4.0CFU/30min·Φ90皿（150CFU/m³）
IV	准洁净手术室	8.5（300000级）		6.0CFU/30min·Φ90皿	

注：每批做空白对照和每次（每间）采样做操作的空白对照

不合格结果分析处理

（1）排除人为对样品的污染；

（2）复查；

（3）洁净设施出故障，高效过滤网未及时更换；

（4）房间表面清洁程度不够等；

（5）监测时存在影响因素：物品多等；

（6）复查到结果正常。

验收检测

新建、改建、扩建洁净手术部竣工后应由施工方委托取得 CMA 认证的卫生检测机构和洁净空调工程质量检测机构进行综合性能检测，综合性能检测报告。

医院洁净手术部年检内容

（1）日常检测报表；

（2）全部洁净手术室的手术区截面风速；

（3）抽检二间洁净辅助用房的换气次数；

（4）全部洁净手术室和洁净区对外的静压差；

（5）全部洁净手术室的洁净手术区洁净度和至少二间洁净辅助用房的洁净度；

（6）全部洁净房间的细菌浓度。

2. 动态监测（建议）

2.1 平板暴露法菌落数

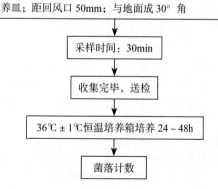

材料准备：直径 9cm 营养琼脂培养皿

监测频率

等级	手术室名称	监测频率
Ⅰ级	特别洁净手术室	1 次 / 月
Ⅱ级	标准洁净手术室	1 次 / 月
Ⅲ级	一般洁净手术室	1 次 /2 个月
Ⅳ级	准洁净手术室	1 次 /2 个月

采样时间：手术中

采样布点：每个回风口中部均匀摆放 3 个 Φ90 培养皿；距回风口 50mm；与地面成 30° 角

采样时间：30min

收集完毕，送检

36℃±1℃恒温培养箱培养 24～48h

菌落计数

2.2 采样器法

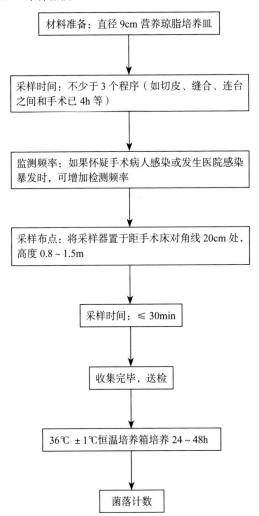

材料准备：直径 9cm 营养琼脂培养皿

采样时间：不少于 3 个程序（如切皮、缝合、连台之间和手术已 4h 等）

监测频率：如果怀疑手术病人感染或发生医院感染暴发时，可增加检测频率

采样布点：将采样器置于距手术床对角线 20cm 处，高度 0.8～1.5m

采样时间：≤ 30min

收集完毕，送检

36℃ ±1℃恒温培养箱培养 24～48h

菌落计数

结果计算

同 1.3。

结果评价

洁净手术室

等级	手术室名称	动态回风口平板采样细菌菌落数（CFU/30min·Φ90皿）	浮游菌撞击采样细菌菌落总数（CFU/m³）
I	特别洁净手术室	≤ 4	≤ 30
II	标准洁净手术室	≤ 7	≤ 150
III	一般洁净手术室	≤ 8	≤ 450
IV	准洁净手术室	≤ 9	≤ 500

注：每批做空白对照和每次（每间）采样做操作的空白对照。

不合格结果分析处理

（1）排除人为对样品的污染；

（2）洁净设施出故障，高效过滤网未及时更换；

（3）房间表面清洁程度不够等；

（4）手术时人员多，流动大等；

（5）手术时器械多影响净化效果；

（6）复查到结果正常。手术时人员如何控制。

参考文献

《医院空气净化管理规范》WS/T 368—2012

《医院消毒卫生标准》GB 15982—2012

《医疗机构消毒技术规范》WS/T 367—2012

《医院洁净手术部建筑技术规范》GB 50333—2013

《医院洁净手术部污染控制规范》DB 11/408—2016

3. 物体表面消毒效果监测

材料准备：①无菌采样管：加入相应中和剂的 10ml 0.03mol/L 磷酸盐缓冲液（PBS）或 0.85% 生理盐水无菌采样管和无菌棉拭子；②无菌直径 9cm 的一次性空平皿和营养琼脂培养基或无菌营养琼脂平板；③吸管：1ml；④无菌 5cm×5cm 规格板

监测频率：每季度

监测时间：消毒处理后或怀疑与医院感染暴发有关时

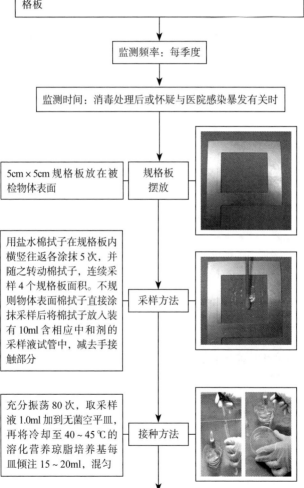

5cm×5cm 规格板放在被检物体表面 —— 规格板摆放

用盐水棉拭子在规格板内横竖往返各涂抹 5 次，并随之转动棉拭子，连续采样 4 个规格板面积。不规则物体表面棉拭子直接涂抹采样后将棉拭子放入装有 10ml 含相应中和剂的采样液试管中，减去手接触部分 —— 采样方法

充分振荡 80 次，取采样液 1.0ml 加到无菌空平皿，再将冷却至 40~45℃ 的溶化营养琼脂培养基每皿倾注 15~20ml，混匀 —— 接种方法

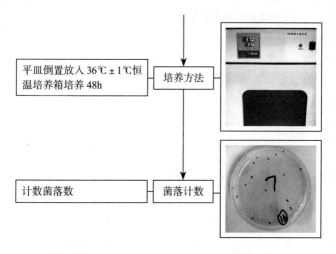

平皿倒置放入 36℃ ± 1℃恒温培养箱培养 48h ← 培养方法

计数菌落数 ← 菌落计数

结果计算

$$细菌菌落数（CFU/cm^2） = \frac{平板上菌落数 \times 稀释倍数}{采样面积（cm^2）}$$

结果判定

（1）对Ⅰ类环境的物体表面细菌菌落总数应 ≤ 5CFU/cm²合格；

（2）当怀疑与医院感染暴发有关时，应进行目标微生物的检测。目标微生物未检出为合格。

注意事项

采样后常温 4h 内送检，4℃冷藏 24h 内送检。

不合格结果分析处理

（1）排除人为对样品的污染：采样过程、采样物品、实验过程中是否存在污染；

（2）消毒方法是否正确，检查使用中消毒液和其他消毒产品能否达到消毒效果；

（3）擦拭方法是否正确，擦拭物品是否清洁；

（4）手卫生是否到位；

（5）检查到结果正常，制定有效的消毒方法。

参考文献

《医院消毒卫生标准》GB 15982—2012

《医疗机构消毒技术规范》WS/T 367—2012

4. 外科手消毒效果监测

材料准备：①无菌采样管：加入相应中和剂的 10ml 0.03mol/L 磷酸盐缓冲液（PBS）或 0.85% 生理盐水无菌采样管和无菌棉拭子；②无菌直径 9cm 的一次性空平皿和营养琼脂培养基；③吸管：1ml

↓

监测频率：每季度

↓

监测时间：洗手，消毒后采样
消毒处理后或怀疑与医院感染暴发有关时进行采样

↓

用盐水棉拭子在双手曲面从指根到指端往返涂抹 2 次。采样后将棉拭子放入装有 10ml 含相应中和剂的采样液试管中，减去手接触部分	采样方法
充分振荡 80 次，取采样液 1.0ml 加到无菌空平皿，再将冷却至 40~45℃ 的溶化营养琼脂培养基每皿倾注 15~20ml，混匀	接种方法
平皿倒置放入 36℃ ±1℃ 恒温培养箱培养 48h	培养方法
计数菌落数	菌落计数

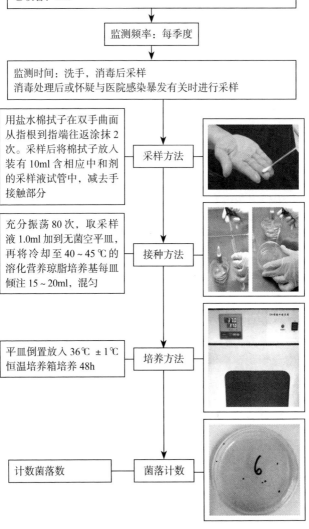

细菌菌落总数计算方法

$$\text{细菌菌落数（CFU/cm}^2) = \frac{\text{平板上菌落数 × 稀释倍数}}{30 \times 2 \text{（cm}^2)}$$

结果评价

（1）对Ⅰ类环境医务人员外科手消毒的生物监测细菌总数应 ≤ 5CFU/cm² 合格；

（2）当怀疑医院感染暴发与医务人员手卫生有关时，应及时进行监测，并进行相应致病性微生物的检测。

注意事项

采样后常温 4h 内送检，4℃冷藏 24h 内送检。

不合格结果分析处理

（1）排除人为对样品的污染：采样过程、采样物品、实验过程中是否存在污染；

（2）洗手设施是否合理，手消毒剂的消毒效果、使用时间等；

（3）环境清洁度是否达标；

（4）复查到结果正常。

参考文献

《医院消毒卫生标准》GB 15982—2012

《医疗机构消毒技术规范》WS/T 367—2012

《医务人员手卫生规范》WS/T 313—2019

（六）婴儿室的消毒效果监测

1. 婴儿使用物品的监测

筛查原因：怀疑医院感染与用品有关时

↓

材料准备：①无菌生理盐水；②肉汤；③无菌注射器；④棉拭子等

↓

采样方法：①婴儿暖箱水：用无菌注射器抽取暖箱中的水5ml，注入无菌的试管中
②奶瓶：直接倒入无菌肉汤，洗脱后倒回无菌试管中
③奶嘴：用无菌生理盐水棉拭子反复涂抹后将棉拭子放入装有10ml采样液试管中，减去手接触部分

↓

接种培养：①水样取0.2~0.5ml接种琼脂平板上，35~37℃培养48h
②肉汤采样管混匀，取1ml样品无菌平皿中，加入已融化的营养琼脂15~20ml，边倾注边摇匀，待琼脂凝放入37℃培养箱培养48h
③生理盐水采样液振打80次，然后吸取1m样品放入无菌平皿内，加入已融化的营养琼脂15~20ml，边倾注边摇匀，待琼脂凝固后置37℃培养箱培养48h，计数菌落数

↓

结果判定：平皿计数菌落数，并鉴定细菌

结果评价

1. 暖箱水：菌落数 ≤ 100CFU/ml，致病菌不得检出
2. 奶瓶：菌落数 ≤ 20CFU/件，致病菌不得检出
3. 奶嘴：菌落数 ≤ 20CFU/件，致病菌不得检出

注意事项

1. 培养基使用前应先培养，合格后方能使用。

2. 肉汤增菌培养至少 72h。

3. 更换消毒方法检测合格后可使用。

不合格结果分析处理

（1）排除人为对样品的污染：采样过程、采样物品、实验过程中是否存在污染；

（2）追溯样品来源、消毒方法是否正确、消毒液是否在有效期内使用、存放条件等；

（3）监测合格后，正常使用。

2. 物体表面消毒效果监测

操作流程参照（七）2。

菌落数结果判定：参照Ⅱ类环境标准。

金黄色葡萄球菌和沙门菌属不得检出。

3. 手消毒效果监测

操作流程参照（七）3。

菌落数结果判定：参照Ⅱ类环境标准。

金黄色葡萄球菌和沙门菌属不得检出。

4. 空气净化效果监测

操作流程参照（七）1。

菌落数结果判定：参照Ⅱ类环境标准。

金黄色葡萄球菌和沙门菌属不得检出。

参考文献

《医院消毒卫生标准》GB 15982—2012

（七）普通手术室、操作间、治疗室和病房消毒效果监测

1. 空气消毒效果监测

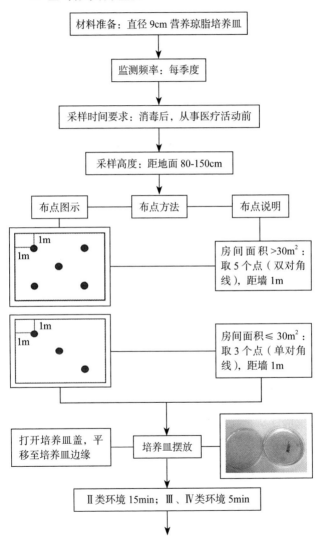

材料准备：直径9cm营养琼脂培养皿

↓

监测频率：每季度

↓

采样时间要求：消毒后，从事医疗活动前

↓

采样高度：距地面80-150cm

↓

布点图示 ─── 布点方法 ─── 布点说明

1m / 1m — 房间面积 >30m²：取5个点（双对角线），距墙1m

1m / 1m — 房间面积 ≤ 30m²：取3个点（单对角线），距墙1m

打开培养皿盖，平移至培养皿边缘 ─── 培养皿摆放

↓

Ⅱ类环境15min；Ⅲ、Ⅳ类环境5min

↓

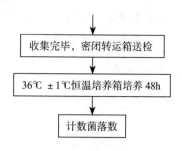

收集完毕，密闭转运箱送检

36℃ ±1℃恒温培养箱培养 48h

计数菌落数

结果评价

其他环境

环境类别	科室范围	评价标准（CFU/皿）
Ⅰ	手术部其他洁净场所	≤ 4.00（30min）
Ⅱ	普通手术室、产房、婴儿室、早产儿室、普通保护性隔离室、烧伤病房、重症监护病房	≤ 4.00（15min）
Ⅲ	儿科病房、妇产科检查室、人流室、注射室、换药室、治疗室、急诊室、化验室、各类普通病房和房间	≤ 4.00（5min）
Ⅳ	普通门（急）诊及其检查、治疗室；感染性疾病科门诊和病区	≤ 4.00（5min）

注：空气中不应检出致病性微生物（乙型溶血性链球菌、金黄色葡萄球菌等）。

注意事项

采样前，关闭门、窗，在无人走动的情况下，静止10min后采样。

不合格结果分析处理

（1）采样过程中是否存在污染：包括人为对样品的污染；

（2）采样时门窗是否关闭，有无人员走动；

（3）消毒方法是否正确，检查消毒器械能否达到消毒效果；

（4）房间表面清洁程度不够等；

（5）复查到结果正常。

参考文献

《医院消毒卫生标准》GB 15982—2012

《医疗机构消毒技术规范》WS/T 367—2012

2. 物体表面消毒效果监测

材料准备：①无菌采样管：加入相应中和剂的 10ml 0.03mol/L 磷酸盐缓冲液（PBS）或 0.85% 生理盐水无菌采样管和无菌棉拭子；②无菌直径 9cm 的一次性空平皿和营养琼脂培养基或无菌营养琼脂平板；③吸管：1ml；④无菌 5cm×5cm 规格板

↓

监测频率：每季度

↓

监测时间：消毒处理后或怀疑与医院感染暴发有关时进行采样

↓

采样面积：≥ 100cm², 取 100cm²；<100cm², 取全部表面

↓

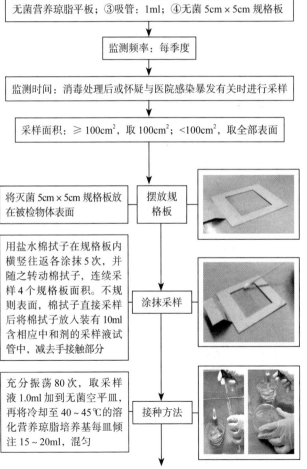

	摆放规格板
将灭菌 5cm×5cm 规格板放在被检物体表面	

	涂抹采样
用盐水棉拭子在规格板内横竖往返各涂抹 5 次，并随之转动棉拭子，连续采样 4 个规格板面积。不规则表面，棉拭子直接采样后将棉拭子放入装有 10ml 含相应中和剂的采样液试管中，减去手接触部分	

	接种方法
充分振荡 80 次，取采样液 1.0ml 加到无菌空平皿，再将冷却至 40~45℃的溶化营养琼脂培养基每皿倾注 15~20ml，混匀	

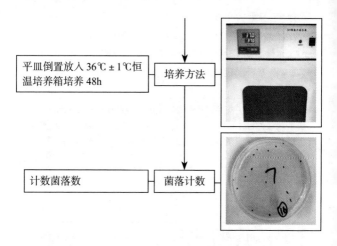

平皿倒置放入 36℃±1℃ 恒温培养箱培养 48h → 培养方法

计数菌落数 → 菌落计数

结果计算

$$细菌菌落数(CFU/cm^2)=\frac{平板上菌落数 \times 稀释倍数}{采样面积(cm^2)}$$

结果判定

(1)对 Ⅰ、Ⅱ 类环境的物体表面细菌菌落总数应 ≤ 5CFU/cm² 合格;

(2)对 Ⅲ、Ⅳ 类环境的物体表面细菌菌落总数应 ≤ 10CFU/cm² 合格;

(3)当怀疑与医院感染暴发有关时,应进行目标微生物的检测。目标微生物未检出为合格。

注意事项

采样后常温 4h 内检测,4℃冷藏 24h 内检测。

不合格结果分析处理

(1)排除人为对样品的污染:采样过程、采样物品、实验过程中是否存在污染;

(2)消毒方法是否正确,检查使用中消毒液和其他消毒产品能否达到消毒效果;

(3)环境清洁度是否达标。

参考文献

《医院消毒卫生标准》GB 15982—2012

《医疗机构消毒技术规范》WS/T 367—2012

3. 手卫生效果监测

3.1 倾注培养法

材料准备：①无菌采样管：加入相应中和剂的 10ml 0.03mol/L 磷酸盐缓冲液（PBS）或 0.85% 生理盐水无菌采样管和无菌棉拭子；②无菌直径 9cm 的一次性空平皿和营养琼脂培养基；③吸管：1ml

↓

监测频率：每季度

↓

监测时间：在手卫生后或进行诊疗活动前采样

↓

用盐水棉拭子在双手曲面从指根到指端往返涂抹 2 次。采样后将棉拭子放入装有 10ml 含相应中和剂的采样液试管中，减去手接触部分 —— **采样方法**

充分振荡 80 次，取采样液 1.0ml 加到无菌空平皿，再将冷却至 40～45℃ 的溶化营养琼脂培养基每皿倾注 15～20ml，混匀 —— **接种方法**

平皿倒置放入 36℃ ±1℃ 恒温培养箱培养 48h —— **培养方法**

计数菌落数 —— **菌落计数**

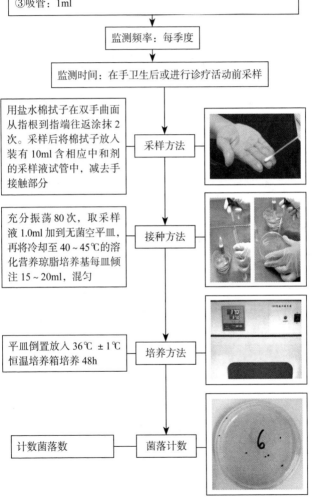

3.2 涂抹培养法

材料准备：①无菌采样管：加入相应中和剂的 10ml 0.03mol/L 磷酸盐缓冲液（PBS）或 0.85% 生理盐水无菌采样管和无菌棉拭子；②无菌普通营养琼脂平板；③吸管：1ml

↓

监测频率：每季度

↓

监测时间：在手卫生后或进行诊疗活动前采样

↓

用盐水棉拭子在双手曲面从指根到指端往返涂抹 2 次。采样后将棉拭子放入装有 10ml 含相应中和剂的采样液试管中，减去手接触部分 —— 采样方法

充分振荡 80 次，取采样液 0.2ml 接种到无菌普通营养琼脂平板的表面，用 L 棒涂抹均匀 —— 接种方法

平皿倒置放入 36℃ ±1℃ 恒温培养箱培养 48h —— 培养方法

计数菌落数 —— 菌落计数

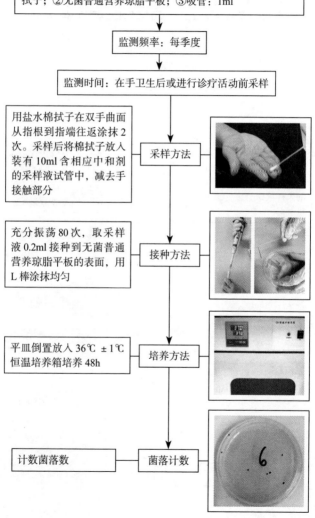

细菌菌落总数计算方法

$$细菌菌落数（CFU/cm^2）= \frac{平板上菌落数 \times 稀释倍数}{30 \times 2（cm^2）}$$

手的卫生学标准判定

（1）外科手消毒的生物监测细菌总数应 ≤ 5CFU/cm²；

（2）卫生手消毒的生物监测细菌总数应 ≤ 10CFU/cm²；

（3）当怀疑医院感染暴发与医务人员手卫生有关时，应及时进行监测，并进行相应致病性微生物的检测。不得检出乙型溶血性链球菌，金黄色葡萄球菌及其他致病微生物，在可疑污染情况下进行相应指标的检测。

注：母婴同室、早产儿室、婴儿室及儿科病房医护人员手上不得检出沙门菌和金黄色葡萄球菌。

注意事项

采样后常温 4h 内送检，4℃冷藏 24h 内送检。

不合格结果分析处理

（1）排除人为对样品的污染：采样过程、采样物品、实验过程中是否存在污染；

（2）洗手是否标准；

（3）洗手设施是否合理，手消毒剂的消毒效果；

（4）复检至合格；

（5）可能存在 10%～20% 手卫生后微生物指标超过的情况，可观察此类人群消毒前后或洗手前后微生物减少值是否 ≥ 90% 综合判定。

参考文献

《医务人员手卫生规范》WS/T 313—2009

4. 皮肤的消毒效果监测

材料准备：①无菌采样管：加入相应中和剂的 10ml 0.03mol/L 磷酸盐缓冲液（PBS）或 0.85% 生理盐水无菌采样管和无菌棉拭子；②无菌直径 9cm 的一次性空平皿和营养琼脂培养基或无菌营养琼脂平板；③吸管：1ml

↓

监测频率：不作为常规检查

↓

监测时间：更换消毒剂或怀疑与医院感染暴发有关时

↓

采样时间：按产品使用说明规定的作用时间，达到消毒效果后

↓

无菌 5cm×5cm 规格板放在被检皮肤处 →| 摆放规格板 |

用浸有盐水的棉拭子 1 支，在规格板内横竖往返涂擦各 5 次，并随之转动棉拭子，将棉拭子投入 10ml 含相应中和剂的无菌洗脱液的试管，减去手接触部分 →| 采样方法 |

充分振荡 80 次，取采样液 1.0ml 加到无菌空平皿，再将冷却至 40～45℃的溶化营养琼脂培养基每皿倾注 15ml～20ml，混匀 →| 接种方法 |

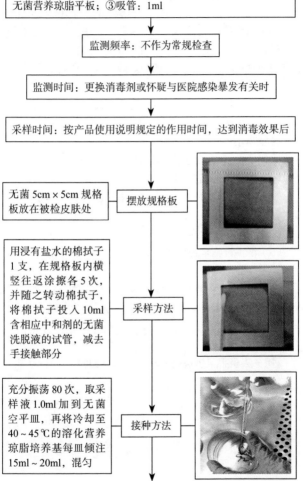

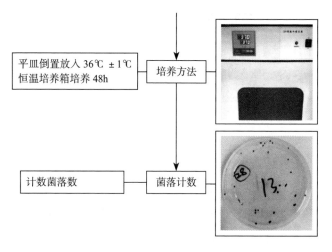

| 平皿倒置放入 36℃ ±1℃ 恒温培养箱培养 48h | → | 培养方法 | → |
| 计数菌落数 | ← | 菌落计数 | ← |

细菌菌落数计算方法

$$细菌菌落数（CFU/cm^2）= \frac{平板上菌落数 × 稀释倍数}{采样面积（cm^2）}$$

结果判定

皮肤消毒效果的判定标准细菌菌落总数应 ≤ 5CFU/cm² 为合格。

注意事项

采样后常温 4h 内送检，4℃冷藏 24h 内送检。

不合格结果分析处理

（1）排除人为对样品的污染：采样过程、采样物品、实验过程中是否存在污染；

（2）消毒剂的有效浓度和消毒效果；

（3）消毒液的存放条件；

（4）检查到结果正常。

参考文献

《医疗机构消毒技术规范》WS/T 367—2012

5. 使用中的消毒剂消毒效果监测

材料准备：①无菌采样管：加入相应中和剂的 9ml 0.03mol/L 磷酸盐缓冲液（PBS）或 0.85% 生理盐水无菌采样管；②无菌直径 9cm 的一次性空平皿和营养琼脂培养基或无菌营养琼脂平板；③吸管：1ml

↓

监测频率：每季度

↓

监测时间：使用中、更换前或怀疑与医院感染暴发有关时

↓

| 用无菌吸管吸取 1.0ml 消毒液，加入 9ml 含相应中和剂（见附件 1）的采样管中，立即送检 | — 采样方法 — | 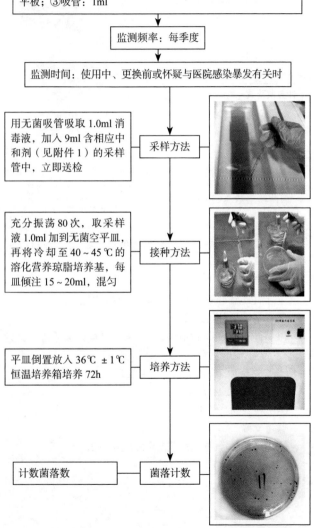 |

充分振荡 80 次，取采样液 1.0ml 加到无菌空平皿，再将冷却至 40~45℃ 的溶化营养琼脂培养基，每皿倾注 15~20ml，混匀 — 接种方法

平皿倒置放入 36℃ ±1℃ 恒温培养箱培养 72h — 培养方法

计数菌落数 — 菌落计数

结果计算

$$消毒液染菌量（CFU/ml）= 平均每皿菌落数 \times 10 \times 稀释倍数$$

结果判定

（1）使用中灭菌用消毒剂：无菌生长；

（2）使用中皮肤、黏膜消毒液染菌量 ≤ 10CFU/ml；

（3）其他使用中消毒液染菌量 ≤ 100CFU/ml。

注：当怀疑与医院感染暴发有关时，应进行目标微生物的检测。

注意事项

采样后常温 4h 内送检，4℃冷藏 24h 内送检。采样过程过无菌操作。

不合格结果分析处理

（1）排除人为对样品的污染：采样过程、采样物品、实验过程中是否存在污染；

（2）消毒剂的有效浓度、消毒作用时间等；

（3）消毒剂保存条件；

（4）监测到结果正常，确定使用浓度和作用时间。

参考文献

《医院消毒卫生标准》GB 15982—2012

《医疗机构消毒技术规范》WS/T 367—2012

6. 使用中紫外线灯辐射照度值监测

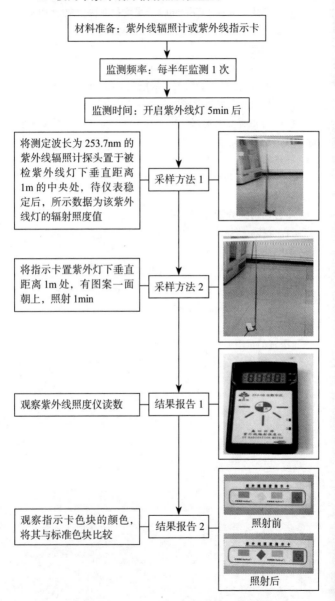

材料准备：紫外线辐照计或紫外线指示卡

↓

监测频率：每半年监测 1 次

↓

监测时间：开启紫外线灯 5min 后

↓

将测定波长为 253.7nm 的紫外线辐照计探头置于被检紫外线灯下垂直距离 1m 的中央处，待仪表稳定后，所示数据为该紫外线灯的辐射照度值 —— 采样方法 1

↓

将指示卡置紫外灯下垂直距离 1m 处，有图案一面朝上，照射 1min —— 采样方法 2

↓

观察紫外线照度仪读数 —— 结果报告 1

↓

观察指示卡色块的颜色，将其与标准色块比较 —— 结果报告 2

照射前

照射后

64

结果判定

普通 30W 直管型紫外线灯，使用中紫外线灯辐照强度 $\geq 70\mu W/cm^2$。

注意事项

紫外线辐照计必须在计量部门检定的有效期内使用；紫外线监测指示卡应经国家卫生行政部门批准，并在有效期内使用。监测过程中做好防护、皮肤、黏膜等严禁暴露。

不合格结果分析处理

（1）紫外线灯管清洁程度；

（2）复检；

（3）不合格更换灯管。

参考文献

《医院消毒卫生标准》GB 15982—2012

7. 医疗器械灭菌效果监测

筛查原因：怀疑医院感染与医疗器械有关时

↓

材料准备：无菌生理盐水、胰酪大豆胨液体培养基、硫乙醇酸盐液体培养基、吸管、棉拭子等

↓

选择采样方法：①整件取样：缝合针、针头、手术刀片等
②破坏性取样：纸类、布类等
③涂抹取样：手术钳、镊子等大件医疗器械等

↓

采样方法：
1. 整件取样：①缝合针、针头、手术刀片等分别投入无菌硫乙醇酸盐液体和胰酪大豆胨液体培养基中；②注射器在无菌胰酪大豆胨液体和胰酪大豆胨液体培养基中抽吸 5 次
2. 破坏性取样：纸类、布类等取部分放入硫乙醇酸盐液体和胰酪大豆胨液体培养基中
3. 涂抹取样：手术钳、镊子等大件医疗器械等用无菌生理盐水棉拭子反复涂抹后将棉拭子放入装有 10ml 硫乙醇酸盐液体和胰酪大豆胨液体培养基试管中，减去手接触部分

↓

接种培养：胰酪大豆胨液体培养基放入 20~25℃ 培养箱培养，硫乙醇酸盐液体培养基放入 30~35℃ 培养箱培养每日观察，直至 14d

↓

结果判定：①采样管清亮无菌生长为灭菌合格
②若液体培养基出现浑浊则转钟平皿，鉴定细菌

结果评价
无菌生长为灭菌合格；有菌生长为灭菌不合格。
注意事项
（1）注意无菌操作，在超净工作台内进行。
（2）培养基使用前应先培养，合格后方能使用。
（3）胰酪大豆胨液体培养基增菌培养至少 72h，一次性用品培养 7d。
不合格结果分析处理
（1）排除人为对样品的污染：采样过程、采样物品、实

验过程中是否存在污染；

（2）追溯样品来源、消毒方法是否正确，是否在有效期内使用，存放条件等；

（3）包装是否严密。

参考文献

《医院消毒卫生标准》GB 15982—2012

《中华人民共和国药典》无菌检查法

8. 医疗器械（呼吸机）消毒效果监测

```
┌─────────────────────────────────────────────────┐
│ 材料准备：无菌生理盐水、吸管、棉拭子、10ml 注射器等 │
└─────────────────────────────────────────────────┘
                        │
                        ▼
┌─────────────────────────────────────────────────┐
│ 检测频率：每季度或怀疑医院感染与医疗器械有关时      │
└─────────────────────────────────────────────────┘
                        │
                        ▼
┌─────────────────────────────────────────────────┐
│ 选择采样方法：1. 洗脱法：管路                       │
│              2. 涂抹取样：出、入口接口              │
└─────────────────────────────────────────────────┘
                        │
                        ▼
┌─────────────────────────────────────────────────┐
│ 采样方法：1. 管路：用无菌注射器抽取 10ml 无菌生理盐 │
│              水，从待检呼吸机管道口一端注入，用 15ml │
│              无菌试管从管道口另一端收集             │
│          2. 涂抹取样：用无菌生理盐水棉拭子反复涂抹   │
│              接口部位，将棉拭子放入装有 10ml 采样液  │
│              试管中，减去手接触部分                 │
└─────────────────────────────────────────────────┘
                        │
                        ▼
┌─────────────────────────────────────────────────┐
│ 接种培养：生理盐水采样液振打 80 次，然后吸取 1ml 样品 │
│ 放入无菌平皿内，加入已融化的营养琼脂 15～20ml，边倾   │
│ 注边摇匀，待琼脂凝固后置 36℃ ±1℃培养箱培养 48h，计   │
│ 数菌落数                                           │
└─────────────────────────────────────────────────┘
                        │
                        ▼
              ┌──────────────────┐
              │   菌落计数        │
              └──────────────────┘
```

结果评价

菌落数 ≤ 20CFU/件为合格

不合格结果分析处理

（1）排除人为对样品的污染：采样过程、采样物品、实验过程中是否存在污染；

（2）追溯样品来源、消毒方法是否正确，是否在有效期内使用，存放条件等。

参考文献

《医院消毒卫生标准》GB 15982—2012

9. 多重耐药菌目标菌环境筛查

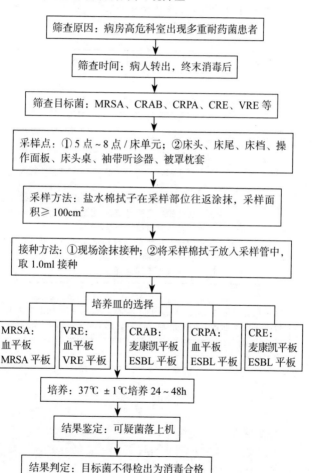

筛查原因：病房高危科室出现多重耐药菌患者

筛查时间：病人转出，终末消毒后

筛查目标菌：MRSA、CRAB、CRPA、CRE、VRE 等

采样点：①5 点～8 点/床单元；②床头、床尾、床档、操作面板、床头桌、袖带听诊器、被罩枕套

采样方法：盐水棉拭子在采样部位往返涂抹，采样面积 ≥ 100cm²

接种方法：①现场涂抹接种；②将采样棉拭子放入采样管中，取 1.0ml 接种

培养皿的选择

| MRSA：血平板 MRSA 平板 | VRE：血平板 VRE 平板 | CRAB：麦康凯平板 ESBL 平板 | CRPA：血平板 ESBL 平板 | CRE：麦康凯平板 ESBL 平板 |

培养：37℃ ±1℃培养 24～48h

结果鉴定：可疑菌落上机

结果判定：目标菌不得检出为消毒合格

结果评价

（1）目标菌不得检出；

（2）Ⅰ、Ⅱ类环境菌落数 ≤ 5CFU/cm²；

（3）Ⅲ、Ⅳ类环境菌落数 ≤ 10CFU/cm²。

不合格结果分析处理

（1）排除人为对样品的污染：采样过程、采样物品、实验过程中是否存在污染；

（2）消毒方法是否正确，检查使用中消毒液和其他消毒产品能否达到消毒效果。

（八）后勤保障的监测

1. 织物表面清洗效果监测

材料准备：①无菌采样管：加入相应中和剂的 10ml 0.03mol/L 磷酸盐缓冲液（PBS）或 0.85% 生理盐水无菌采样管和无菌棉拭子；②无菌直径 9cm 的一次性空平皿和营养琼脂培养基或无菌营养琼脂平板；③吸管：1ml；④无菌 5cm×5cm 规格板；⑤双倍乳糖胆盐发酵管；⑥ 90ml 10% 氯化钠胰酪胨大豆肉汤无菌锥形瓶

↓

监测频率：工作需要或暴发与织物相关

↓

监测时间：洗涤消毒完成后于规定的储存时间内采样

↓

采样部位：将衣物等内侧面对折并使内侧面和外侧面同时暴露，在其两面暴露部位的中央或上下两部 25cm² 的面积范围内

↓

用浸湿无菌采样液棉拭子在 5cm×5cm 规格板内横竖往返各涂抹 5 次，并随之转动棉拭子，连续采样 4 个规格板面积。采样后将棉拭子放入装有 10ml 含相应的采样液试管中 → 采样方法 →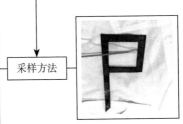

1.1 菌落计数

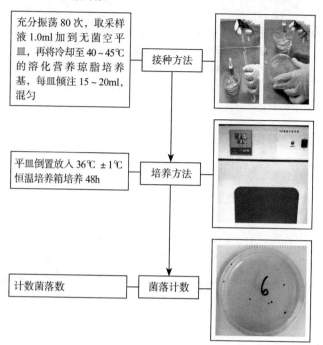

| 充分振荡 80 次，取采样液 1.0ml 加到无菌空平皿，再将冷却至 40～45℃的溶化营养琼脂培养基，每皿倾注 15～20ml，混匀 | → 接种方法 |

| 平皿倒置放入 36℃±1℃恒温培养箱培养 48h | → 培养方法 |

| 计数菌落数 | → 菌落计数 |

结果计算

$$\text{细菌菌落总数（CFU/cm}^2\text{）} = \frac{\text{平板上菌落数} \times \text{稀释倍数}}{\text{采样面积（cm}^2\text{）}}$$

1.2 大肠菌群

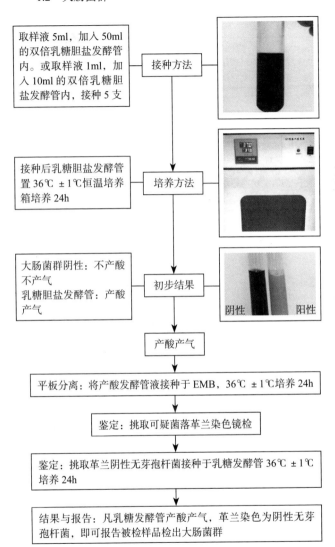

取样液 5ml, 加入 50ml 的双倍乳糖胆盐发酵管内。或取样液 1ml, 加入 10ml 的双倍乳糖胆盐发酵管内, 接种 5 支 → 接种方法

接种后乳糖胆盐发酵管置 36℃ ±1℃恒温培养箱培养 24h → 培养方法

大肠菌群阴性: 不产酸不产气
乳糖胆盐发酵管: 产酸产气 → 初步结果

阴性　阳性

产酸产气

平板分离: 将产酸发酵管液接种于 EMB, 36℃ ±1℃培养 24h

鉴定: 挑取可疑菌落革兰染色镜检

鉴定: 挑取革兰阴性无芽孢杆菌接种于乳糖发酵管 36℃ ±1℃培养 24h

结果与报告: 凡乳糖发酵管产酸产气, 革兰染色为阴性无芽孢杆菌, 即可报告被检样品检出大肠菌群

1.3 金黄色葡萄球菌

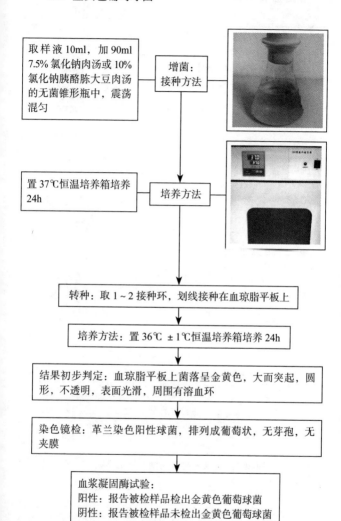

取样液 10ml，加 90ml 7.5% 氯化钠肉汤或 10% 氯化钠胰酪胨大豆肉汤的无菌锥形瓶中，震荡混匀 → 增菌：接种方法

置 37℃ 恒温培养箱培养 24h → 培养方法

转种：取 1～2 接种环，划线接种在血琼脂平板上

培养方法：置 36℃ ±1℃ 恒温培养箱培养 24h

结果初步判定：血琼脂平板上菌落呈金黄色，大而突起，圆形，不透明，表面光滑，周围有溶血环

染色镜检：革兰染色阳性球菌，排列成葡萄状，无芽孢，无夹膜

血浆凝固酶试验：
阳性：报告被检样品检出金黄色葡萄球菌
阴性：报告被检样品未检出金黄色葡萄球菌

结果评价

菌落总数 ≤ 200CFU/100cm^2、大肠菌群不得检出、金黄色葡萄球菌不得检出。

不合格结果分析及处理

（1）排除实验操作及物品污染；

（2）复检；

（3）洗涤流程是否合理；

（4）物品储存和转运条件是否合理；

（5）工作人员的清洁卫生情况；

（6）追踪到监测结果合格后正常启用。

参考文献

《医院医用织物洗涤消毒技术规范》WS/T 508—2016

2. 消毒后污水监测

2.1 污水粪大肠菌群监测

材料准备：乳糖胆盐培养液、三倍浓度乳糖胆盐培养液、EMB培养基、乳糖蛋白胨培养液、吸管：1ml、10ml采样瓶、中和剂：5%硫代硫酸钠、革兰染色液

监测频率：每月监测

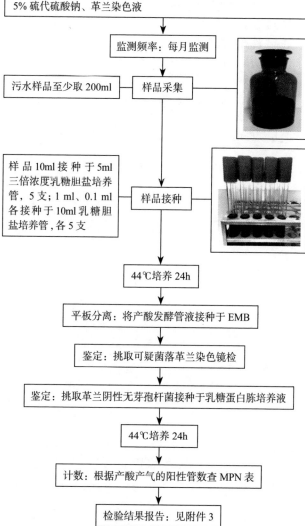

污水样品至少取200ml → 样品采集

样品10ml接种于5ml三倍浓度乳糖胆盐培养管，5支；1 ml、0.1 ml各接种于10ml乳糖胆盐培养管，各5支 → 样品接种

44℃培养24h

平板分离：将产酸发酵管液接种于EMB

鉴定：挑取可疑菌落革兰染色镜检

鉴定：挑取革兰阴性无芽孢杆菌接种于乳糖蛋白胨培养液

44℃培养24h

计数：根据产酸产气的阳性管数查MPN表

检验结果报告：见附件3

2.2 污水沙门菌监测

材料准备：滤膜、SF 增菌液、SS 培养基、BS 培养基、TSI 等

↓

监测频率：每季度监测

↓

样品采集处理：取 200ml 污水，用无菌滤膜过滤

↓

洗脱增菌：用 100ml 二倍浓度 SF 把滤膜上截留的杂质洗脱到灭菌的三角烧瓶中，混匀

↓

培养：置 37℃恒温培养箱，增菌培养培养 12～24h

↓

平板分离：将增菌培养液分别接种于 SS 和 BS

↓

培养：置 37℃恒温培养箱，培养 24～48h

↓

平板分离：挑取可疑菌落接种于 TSI

↓

培养：置 37℃恒温培养箱，培养 18～24h

↓

鉴定：生化、血清学鉴定

↓

检验结果报告：根据检验结果，报告一定体积的样品中存在或不存在沙门菌

2.3 污水志贺菌监测

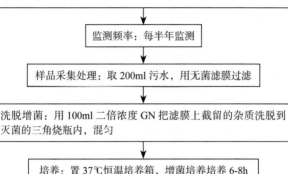

材料准备：滤膜、GN 增菌液、SS 培养基、EMH 培养基、TSI 培养基等

↓

监测频率：每半年监测

↓

样品采集处理：取 200ml 污水，用无菌滤膜过滤

↓

洗脱增菌：用 100ml 二倍浓度 GN 把滤膜上截留的杂质洗脱到灭菌的三角烧瓶内，混匀

↓

培养：置 37℃恒温培养箱，增菌培养培养 6-8h

↓

平板分离：将增菌培养液分别接种于 SS 和 EMH

↓

培养：置 37℃恒温培养箱，培养 24h

↓

平板分离：挑取可疑菌落接种于 TSI

↓

培养：置 37℃恒温培养箱，培养 18～24h

↓

鉴定：生化、血清学鉴定

↓

检验结果报告：根据检验结果，报告一定体积的样品中存在或不存在志贺菌

结果评价

（1）传染病医疗机构：粪大肠菌群数 ≤ 100MPN/L；肠道致病菌不得检出；

（2）综合医疗机构：粪大肠菌群数 ≤ 500MPN/L；肠道致病菌不得检出。

注意事项

倒管必须在灭菌前倒放入试管中，灭菌后倒管中应充满液体。

不合格结果分析处理

（1）排除操作过程中污染；

（2）消毒器械运转是否正常，消毒剂投放量是否正常；

（3）是否达到消毒作用时间；

（4）污泥是否正常清理。

参考文献

《医疗机构水污染物排放标准》GB 18466—2005

3. 食堂餐具消毒效果监测

材料准备：①无菌采样管：加入相应中和剂的 10ml 0.03mol/L 磷酸盐缓冲液（PBS）或 0.85% 生理盐水无菌采样管和无菌棉拭子；②无菌直径 9cm 的一次性空平皿和营养琼脂培养基或无菌营养琼脂平板；③吸管：1ml；④无菌 5cm × 5cm 规格板或滤纸；⑤10ml 月桂硫酸盐胰蛋白胨肉汤或大肠菌群快速检验纸片；⑥10ml 缓冲蛋白胨水

↓

监测频率：每月

↓

监测时间：消毒完成后于规定的储存时间内采样

↓

采样部位：筷子 5 支下段 5cm
其他餐具表面两个 5cm × 5cm 面积

↓

筷子：5 支筷子下段 5cm 处表面范围内均匀涂抹 3 次或其他餐具用盐水棉拭子在两个 5cm × 5cm 面积范围来回均匀涂抹整个方块 3 次，采样后将棉拭子放入装有 10ml 含相应液体培养基内 → 采样方法

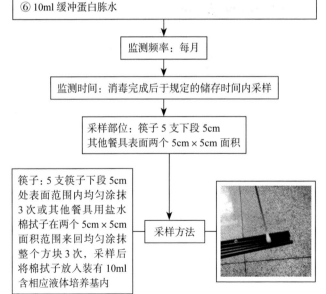

3.1 菌落计数

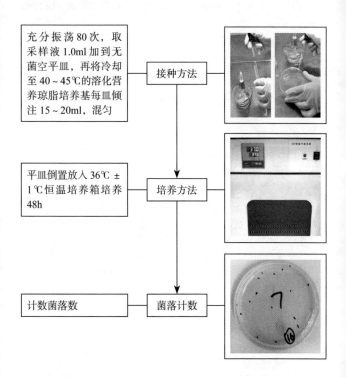

充分振荡 80 次，取采样液 1.0ml 加到无菌空平皿，再将冷却至 40～45℃的溶化营养琼脂培养基每皿倾注 15～20ml，混匀	接种方法	
平皿倒置放入 36℃ ± 1℃恒温培养箱培养 48h	培养方法	
计数菌落数	菌落计数	

结果计算

物体表面菌落总数（CFU/cm²）= 平均每皿菌落数 × 稀释倍数 / 采样面积。

3.2 大肠菌群（发酵法）

接种方法：采样后棉拭子，直接放入 10ml 月桂硫酸盐胰蛋白胨（LST）肉汤内

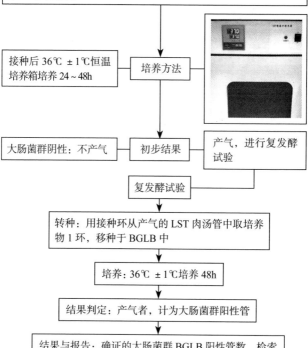

接种后 36℃ ±1℃恒温培养箱培养 24～48h → 培养方法

大肠菌群阴性：不产气 ← 初步结果 → 产气，进行复发酵试验

复发酵试验

转种：用接种环从产气的 LST 肉汤管中取培养物 1 环，移种于 BGLB 中

培养：36℃ ±1℃培养 48h

结果判定：产气者，计为大肠菌群阳性管

结果与报告：确证的大肠菌群 BGLB 阳性管数，检索 MPN 表，报告每 g（ml）样品中大肠菌群的 MPN 值

3.3 大肠菌群（纸片法）

采样方法：用无菌生理盐水湿润餐具大肠菌群快速检验纸片后，立即贴于餐（饮）通常与食物或口唇接触的内壁表面或与口唇接触处，每件贴两张纸片，30s 后取下，至无菌塑料袋内

培养方法：接种后 36℃ ±1℃恒温培养箱培养 16～18h

结果判定：按产品说明书执行

3.4 沙门菌

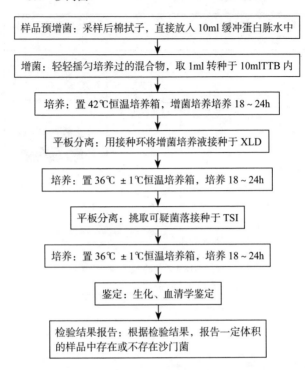

样品预增菌：采样后棉拭子，直接放入 10ml 缓冲蛋白胨水中

增菌：轻轻摇匀培养过的混合物，取 1ml 转种于 10mlTTB 内

培养：置 42℃恒温培养箱，增菌培养培养 18～24h

平板分离：用接种环将增菌培养液接种于 XLD

培养：置 36℃±1℃恒温培养箱，培养 18～24h

平板分离：挑取可疑菌落接种于 TSI

培养：置 36℃±1℃恒温培养箱，培养 18～24h

鉴定：生化、血清学鉴定

检验结果报告：根据检验结果，报告一定体积的样品中存在或不存在沙门菌

结果判定

消毒后餐具细菌总数 ≤ 5CFU/cm²、大肠菌群未检出、沙门菌未检出为合格。

结果报告

每 50cm² 检出或未检出大肠菌群；每 50cm² 检出或未检出沙门菌。

不合格结果分析及处理

（1）操作过程是否污染；

（2）消毒器械运行是否正常，消毒效果是否达标；

（3）操作人员手卫生是否合格；

（4）环境清洁是否到位；

（5）复检合格后正常使用。

参考文献

《食品安全国家标准消毒食（饮）具》GB 14934—2016

4. 生活饮用水微生物监测

4.1 菌落计数

材料准备：①无菌采样管：加入相应中和剂的 10ml 0.03mol/L
磷酸盐缓冲液（PBS）或 0.85% 生理盐水无菌采样管和无菌棉
拭子；②无菌直径 9cm 的一次性空平皿和营养琼脂培养基或
无菌营养琼脂平板；③吸管：1ml；④单料、双料乳糖蛋白胨
培养液

采样方法：采水前用酒精灯或消毒剂对采样口进行消毒，打
开水源放几分钟。用无菌采样瓶取水样 200ml

取采样液 1.0ml 加到无菌空平皿，再将冷却至 40~45℃ 的溶化营养琼脂培养基，每皿倾注 15~20ml，混匀	**接种方法**	
平皿倒置放入 36℃ ±1℃ 恒温培养箱培养 48h	**培养方法**	
计数菌落数	**菌落计数**	

4.2 总大肠菌群

接种方法：
①取 10ml 水样接种到 5ml 双料乳糖蛋白胨培养液中，5 支；
②取 1ml 水样接种到 10ml 单料乳糖蛋白胨培养液中，5 支；
③取稀释 10 倍后水样 1ml 水样接种到 10ml 单料乳糖蛋白胨培养液中，5 支

接种后 36℃ ±1℃恒温培养箱培养 24 ±2h —— 培养方法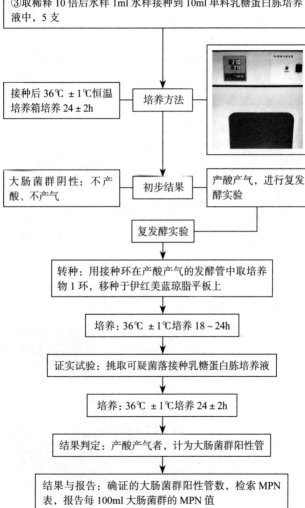

大肠菌群阴性：不产酸、不产气 —— 初步结果 —— 产酸产气，进行复发酵实验

复发酵实验

转种：用接种环在产酸产气的发酵管中取培养物 1 环，移种于伊红美蓝琼脂平板上

培养：36℃ ±1℃培养 18～24h

证实试验：挑取可疑菌落接种乳糖蛋白胨培养液

培养：36℃ ±1℃培养 24 ±2h

结果判定：产酸产气者，计为大肠菌群阳性管

结果与报告：确证的大肠菌群阳性管数，检索 MPN 表，报告每 100ml 大肠菌群的 MPN 值

结果评价

总大肠菌群数不得检出、菌落总数 ≤ 100CFU/ml 为合格。

注意事项

怀疑感染的发生于饮用水有关时，或者供水环节的污染（包括管网问题和蓄水池污染），需要对饮用水进行微生物检测。

不合格结果分析和处理

（1）采样物品、过程是否存在污染；

（2）查找污染源或水处理系统；

（3）复检至合格。

参考文献

《生活饮用水卫生标准》GB 5749—2006

《生活饮用水标准检验方法微生物指标》GB/T 5750.12—2006

5. 集中空调通风系统微生物监测

5.1 送风中微生物监测

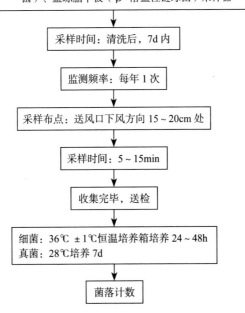

材料准备：直径9cm营养琼脂培养皿(细菌)、沙氏琼脂培养基(真菌)、血琼脂平板（β-溶血性链球菌）采样器

↓

采样时间：清洗后，7d 内

↓

监测频率：每年 1 次

↓

采样布点：送风口下风方向 15～20cm 处

↓

采样时间：5～15min

↓

收集完毕，送检

↓

细菌：36℃ ±1℃恒温培养箱培养 24～48h
真菌：28℃培养 7d

↓

菌落计数

5.2 风管内表面微生物监测

材料准备：直径9cm营养琼脂培养皿（细菌）、沙氏琼脂培养基（真菌）、血琼脂平板（β-溶血性链球菌）

↓

采样时间：风管清洗后，7d内

↓

监测频率：每年1次

↓

采样布点：每套集中空调通风系统的主风管中（如送风管、回风管、新风管）至少选择5个代表性采样点

↓

采样方法：①刮拭法：积沉较多
②擦拭法：积沉较少时，取50cm² 或100cm²

↓

收集完毕，送检

↓

检测方法：①刮拭法：积沉样品无菌称取1g，加入到0.001%Tween-80水溶液中，做10倍梯级稀释，取适宜稀释度1ml倾注法接种平皿
②擦拭法：将擦拭物无菌操作加入到0.001%Tween-80水溶液中，做10倍梯级稀释，取适宜稀释度1ml倾注法接种平皿

↓

细菌：36℃±1℃恒温培养箱培养24~48h
真菌：28℃培养7d

↓

菌落计数

5.3 积沉量的监测

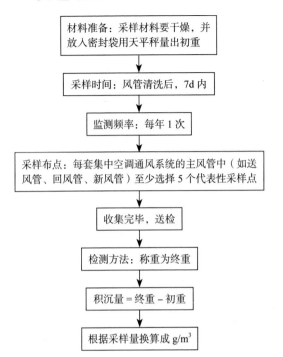

材料准备：采样材料要干燥，并放入密封袋用天平秤量出初重

↓

采样时间：风管清洗后，7d 内

↓

监测频率：每年 1 次

↓

采样布点：每套集中空调通风系统的主风管中（如送风管、回风管、新风管）至少选择 5 个代表性采样点

↓

收集完毕，送检

↓

检测方法：称重为终重

↓

积沉量 = 终重 − 初重

↓

根据采样量换算成 g/m^3

5.4 冷凝水、冷却水中嗜肺军团菌监测

材料准备：平皿、滤膜、广口采样瓶、GVPC 琼脂平板、0.1mol/L 硫代硫酸钠

↓

采样点：冷却水在冷却塔距塔壁 20cm、液面下 10cm 处；冷凝水在排水管或冷凝水盘处

↓

样品采集：无菌的广口采样瓶中加入 0.5ml 硫代硫酸钠（0.1mol/L），从采样点无菌操作取水样 500ml

↓

过滤：用无菌的方式将滤膜放在过滤器上，安放无菌杯并倒入采集水样

↓

洗脱：取下滤膜于 15ml 无菌水充分洗脱

↓

热处理：取 1ml 洗脱样品，置 50℃水浴加热 30min
酸处理：取 5ml 洗脱样品，调 pH 至 2.2，轻轻摇匀，放置 5min 外浴加热 5min

↓

样品接种：取洗脱样品、热处理样品、酸处理样品各 0.1ml，分别接种 GVPC 平板

↓

培养：将接种平板静置于 CO_2 培养箱中，35～37℃培养。观察到有培养物生长时，反转平板，孵育 10d，注意保湿

↓

菌落验证：从平板上挑取 2 个可疑菌落，接种 BCYE 琼脂平板和 L-半胱氨酸缺失的 BCYE 琼脂平板，35～37℃培养 2d，凡在 BCYE 琼脂平板上生长而在 L-半胱氨酸缺失的 BCYE 琼脂平板不生长的则为军团菌菌落

↓

菌型确定：生化培养与血清学试验确定嗜肺军团菌或质谱仪确定
生化培养：氧化酶（-/弱+），硝酸盐还原（-），尿酸酶（-），水解马尿酸
血清学实验：用嗜肺军团菌诊断血清进行分型

结果评价

采样部位	项目	要求
送风	细菌总数	$\leqslant 500 \text{CFU/m}^3$
	真菌总数	$\leqslant 500 \text{CFU/m}^3$
	β-溶血性链球菌等致病微生物	不得检出
风管内表面	积沉量	$\leqslant 20 \text{g/m}^2$
	细菌总数	$\leqslant 100 \text{CFU/cm}^2$
	真菌总数	$\leqslant 100 \text{CFU/cm}^2$
	β-溶血性链球菌等致病微生物	不得检出
冷凝水、冷却水	嗜肺军团菌	不得检出

注意事项

采样器法采样时空气流速 28.3L/min。

不合格结果分析及处理

（1）监测时室内人员流动是否过大，机器运转是否正常，采样物品是否存在污染；

（2）加大采样量；

（3）对不合格的部位进行处理；

（4）全部合格后空调正常启用；

（5）加强监测病人情况；

（6）检测合格后停止病人的加强监测。

参考文献

《公共场所集中空调通风系统卫生规范》WS 394—2012

6. 施工中微粒数监测

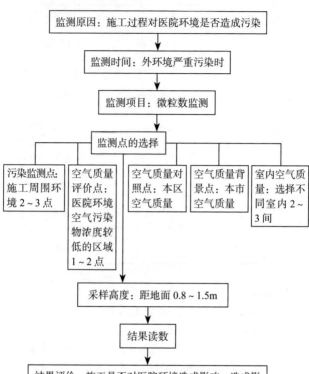

监测原因：施工过程对医院环境是否造成污染

监测时间：外环境严重污染时

监测项目：微粒数监测

监测点的选择

| 污染监测点：施工周围环境2~3点 | 空气质量评价点：医院环境空气污染物浓度较低的区域1~2点 | 空气质量对照点：本区空气质量 | 空气质量背景点：本市空气质量 | 室内空气质量：选择不同室内2~3间 |

采样高度：距地面0.8~1.5m

结果读数

结果评价：施工是否对医院环境造成影响。造成影响的让其采取降尘措施，造成严重影响的暂时停工，改善措施。评估后确定没有严重影响后再施工

结果评价及处理

（1）施工造成的严重污染，建议施工方做好降尘处理；

（2）污染得不到控制，建议施工方暂时停工；

（3）病房增加室内清洁频次。

参考文献

《环境空气质量标准》GB 3095—2012

《环境空气质量监测规范》（试行）

三

细菌培养及鉴定方法

（一）传统手工细菌培养鉴定方法

细菌培养：常规选择适宜的培养基 36℃ ±1℃培养 24 ~ 48h

↓

肉眼观察：常规宏观菌落形态学观察，主要观察细菌在其适合的培养基上的菌落生长情况，辅助细菌的鉴定

↓

显微镜检查：细菌的个体形态学观察，利用不同种类的显微镜对活体细菌、固定或染色的细菌以及细菌的一些特殊结构进行观察，辅助细菌的鉴定

↓

生化试验：各种细菌所具有的酶系统不尽相同，对营养基质的分解能力也不一样，因而代谢产物也或多或少的有所差异，可利用细菌不同的生化特性对其进行鉴定
血清学试验：利用免疫学试验的方法和原理，用已知菌抗体检测未知菌抗原，或用已知菌抗原检测未知菌抗体的方法

↓

结果报告：根据生化（血清学）试验结果判读菌种及菌型

（二）自动化微生物鉴定系统操作流程

纯培养的细菌：将待测菌株的分离株接种于哥伦比亚血培养基中，置于 36℃ ±1℃培养箱培养 24h

↓

镜检：在血平板中挑取单个菌落进行涂片及革兰染色，在显微镜下观察染色性质及细菌形态，并记录结果

↓

配制 0.5 麦氏浊度的菌悬液：吸取 3ml 配套灭菌盐水，置于无菌管中，用棉签取单个菌落于盐水中研磨，将菌液浊度调至 0.5 麦氏浊度

↓

仪器鉴定：根据上述菌株的革兰染色结果选择相应配套的鉴定卡片，严格按照全自动微生物鉴定及药敏分析仪的 SOP 进行实验操作

↓

读取鉴定结果：自动读取生化反应结果，并在全自动微生物鉴定及药敏系统配套软件中自动计算得出鉴定结果

↓

质控：GP 鉴定卡用金黄色葡萄球菌 ATCC29213、屎肠球菌 ATCC29212；GN 鉴定卡用铜绿假单胞菌 ATCC27853、大肠埃希菌 ATCC25922 进行质量控制

（三）质谱仪鉴定流程

转种的细菌：将保存的分离株于哥伦比亚血培养基传代并放置于 36℃ ±1℃培养箱培养 24h

↓

挑取单个菌落涂靶板：用灭菌一次性竹签将分纯培养后的单个菌落均匀涂抹在靶板标本点位（每株待测菌涂两个位点）自然晾干

↓

在校准点位按上述方法涂校准样品大肠埃希菌 ATCC8739，自然晾干

↓

加基质液 1μl，自然晾干

↓

靶板放入质谱仪托盘中，编写鉴定程序

↓

读取鉴定结果：将获得的蛋白质指纹峰图与数据库中的参考指纹图谱进行自动计算和比较，进而给出鉴定结果

↓

质量控制：金黄色葡萄球菌 ATCC25923；铜绿假单胞菌 ATCC27853；大肠埃希菌 ATCC25922；产气肠杆菌 ATCC13048 进行质量控制

四

医院感染可疑暴发的
环境监测

（一）多重耐药菌感染疑似暴发环境卫生学监测项目

1. 呼吸机过滤网
2. 空气净化器的出口、入口（新风口、新风系统等）
3. 患者隔帘
4. 床单位
5. 监护仪面板和流量计面板等
6. 白大衣袖子
7. 工作人员手、咽
8. 使用中的消毒液
9. 袖带和听诊器
10. 目标菌监测（选择相应的培养基）
11. 其他通过流行病学调查高度怀疑污染的物品和环境

（二）医院感染可疑暴发环境卫生学监测项目

1. 病人手
2. 热源检测
3. 输液瓶、管、液、针
4. 使用的药物
5. 皮肤消毒剂
6. 工作人员手、咽
7. 可疑环境采样

（三）同源性检测

1. 脉冲场凝胶电泳 (pulsed-field gel electrophoresis, PFGE)

染色体 DNA 抽提：细菌 DNA 试剂盒提取，提取后的 DNA 放在 EP 管中，至 –20℃备用

蛋白酶 K 消化

限制性内切酶酶切：3mm 琼脂模块浸入 200μl 酶切体系；37℃酶切 3h

脉冲场凝胶电泳：酶切后的样品胶置于制胶模具，倒入 60℃ 1% 琼脂糖成胶电压 6V/cm，脉冲 2～40s，角度 120°，温度 14℃，电泳 18～24h

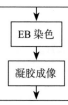

EB 染色

凝胶成像

结果分析：
软件分析：染色后所获图谱使用 BioNumerics 7.0 软件，选择 Dice 相关系数和非加权组平均法（UPGMA）进行 PFGE 结果处理和聚类分析，结果用百分率表示，由于细菌之间有变异性，在图谱分析中相似值在 85% 以上的菌株认为流行病学相关

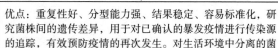

优点：重复性好、分型能力强、结果稳定、容易标准化，研究菌株间的遗传差异，用于对已确认的暴发疫情进行传染源的追踪，有效预防疫情的再次发生。对生活环境中分离的菌株和病人中分离菌株进行相关性分析
缺点：仪器价格昂贵、操作较繁琐，整个过程耗时长，需要较高的技术水平，不适于大量样本的快速分析，一般实验室难以开展；不能确切地认为相同大小的条带就是相同的 DNA 片段；一个酶切位点的变化可能引起不止一个条带的变化

2. 多位点序列分型（multilocus sequence typing，MLST）操作步骤

DNA 模板制备：提取细菌 DNA 试剂盒提取或煮沸法，提取后的模板放在 EP 管中，至 –20℃ 备用

↓

PCR 引物设计：参照 MLST 官方网 http：//bigsdb.web.pasteur.fr/klebsiella/klebsislla.html. 中给出的方案 2，以肺炎克雷伯的 7 个管家基因为例（gapA、infB、rpoB、phoE、mdh、pgi、tonB）的引物

↓

测序引物设计：参照 MLST 官方网址 http：//bigsdb.web.pasteur.fr/klebsiella/klebsislla.html. 中给出的方案 2，设计的引物系列为：F：primer oF：GTTTT CCCAG TCACG ACGTT GTA；R：primer oR：TTGTG AGCGG ATAAC AATTT C

↓

PCR 反应体系：KP 菌株 MLST 的反应体系：采用 50μl 反应体系

↓

PCR 反应条件：预变性 95℃，2min，35 个循环（变性 95℃，30s，退火 50℃，1min，延伸 72℃，30s），最后延伸 72℃，5min

↓

MLST 核苷酸序列测序：将 PCR 产物进行测序

↓

结果分析：将序列结果在 MLST 网站上进行逐个比对，每一个管家基因对应一个编码，7 个管家基因得到细菌的一个编码组，在 MLST 网站上可获得相应的 ST 序列型

↓

确定菌株的序列分型（ST）

↓

优点：重复性好，操作比较简单，快速，可发现更多的等位基因，构建系统发育图，推断菌株间的同源关系，结果可以在不同实验室之间比对，该方法适合大范围的流行病学调查研究
缺点：要预先知道待测微生物的基因组序列，才能推测哪些基因是该物种的看家基因，测序费用高

3. 基质辅助激光解吸／电离飞行时间质谱用于同源性分析流程

转种的细菌：将保存的分离菌株于哥伦比亚血培养基传代并放置于36℃±1℃培养箱培养24h

挑取单个菌落涂靶板：经培养后的单个菌落，用灭菌竹签在靶板标本点位涂本菌（每株待测菌涂两个位点）。自然晾干

将1μl70%甲酸溶液均匀覆盖在标本上，自然晾干

加基质液1μl，自然晾干

将待测样本自然风干后的靶板放入质谱仪托盘中，编写鉴定程序，进行上机检测

读取鉴定结果：利用质谱仪的配套软件进行蛋白质指纹峰图谱

质谱仪采集数据：通过激光对共晶膜的不同位置进行160次冲击而获得每一个待测样本的蛋白质谱，采集到的蛋白指纹峰信息经过软件进行计算校正，并与数据库中的蛋白质指纹峰图谱进行对比，进而得到鉴定结果及结果评价分数

结果评价分数判断：2.0分以下为匹配一般，2.0～2.3分为匹配较好，2.3～3.0分为匹配好

聚类分析：通过质谱仪的Flexanalysis分析软件获得蛋白指纹峰信息，将蛋白质指纹峰图谱导入MALDI-Biotyper3软件进行主成分分析及聚类分析，进而分析菌株间的同源性

优点：实验简单、快速、可在几分钟内通过软件获得聚类分析及主成分图
缺点：仪器价格昂贵，分析结果有偏差

4. 随机扩增多态性 DNA 片段（random amplified polymorphic DNA，RAPD）是利用随机引物对目的基因组 DNA 进行 PCR 扩增，产物经电泳分离后显色，分析扩增产物 DNA 片段的多态性，反应基因组相应片段由于碱基发生缺失、插入、突变、重排等所引发的 DNA 多态性。该方法操作简单，分辨率高条带相差在 2 个条带以上认为无亲缘关系。主要用于小规模暴发疫情的监测和医院感染调查。缺点是重复性和稳定性较差。

5. 重复片段 PCR（repetitive extragenic palindromic PCR，rep-PCR）

rep-PCR 所使用的引物是以短的基因外重复序列为基础的。肠杆菌科成员、一些革兰氏阳性菌和真菌中，都有这些序列，一般说来，这种序列在细菌染色体上有许多位点。当两个序列的距离足够近时，那么位点之间的 DNA 片段将被有效的复制。因为重复序列的数目和位点变化很大，所以不同菌株扩增产生重复片段的大小和数目也就相应的不同。优点：有较好的重复性，实验步骤比较简单、快速，适合于大批量标本的检测，电泳的条带简单，但对细菌菌株的分辨力相似，结果与 PFGE 有高度相关性。缺点：中等的分辨力、分辨率不及 MLST 和 PFGE；该方法的结果分析是基于 Dendron（Solltech，Inc.，Oakdale，Calif.）软件分析，一般实验室很少有此软件。

6. Diversilab（rep-PCR 自动分型系统）

细菌纯培养提取 DNA，将菌株信息录入 Diversilab 软件，rep-PCR 反应，准备 Gel-Dye Mix，装载芯片，在 Agilent 2100 Bioanalyzer 上利用微流体 LabChip 技术产生独特的 DNA 指纹图谱，利用 Diversilab 软件进行指纹图谱分析。在 rep-PCR 原理基础上发展的基因分型方法，系统可自动生成树状图，相似性矩阵、电泳图谱等，一次操作需大约 6~8h，操作快速、简单，可重复性强，易于标准化、可以作为大量菌株的流行病学分析首选分型方法。缺点：价格昂贵。

五

新发突发传染病外环境病毒检测采样要求及流程推荐

（一）外环境样本采集流程

1. 外环境样本单采采集流程

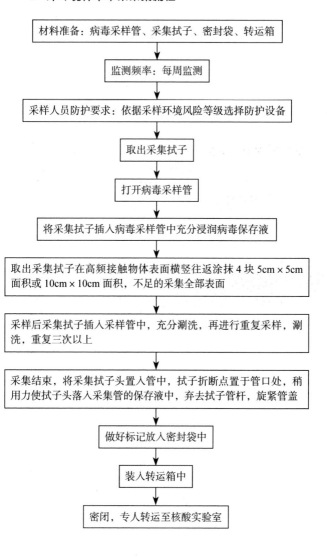

材料准备：病毒采样管、采集拭子、密封袋、转运箱

↓

监测频率：每周监测

↓

采样人员防护要求：依据采样环境风险等级选择防护设备

↓

取出采集拭子

↓

打开病毒采样管

↓

将采集拭子插入病毒采样管中充分浸润病毒保存液

↓

取出采集拭子在高频接触物体表面横竖往返涂抹 4 块 5cm × 5cm 面积或 10cm × 10cm 面积，不足的采集全部表面

↓

采样后采集拭子插入采样管中，充分涮洗，再进行重复采样，涮洗，重复三次以上

↓

采集结束，将采集拭子头置入管中，拭子折断点置于管口处，稍用力使拭子头落入采集管的保存液中，弃去拭子管杆，旋紧管盖

↓

做好标记放入密封袋中

↓

装入转运箱中

↓

密闭，专人转运至核酸实验室

2. 外环境样本混采采集流程

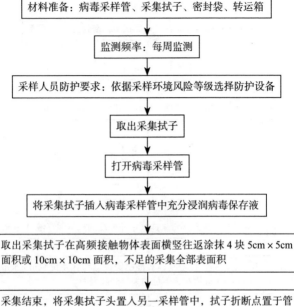

材料准备：病毒采样管、采集拭子、密封袋、转运箱

监测频率：每周监测

采样人员防护要求：依据采样环境风险等级选择防护设备

取出采集拭子

打开病毒采样管

将采集拭子插入病毒采样管中充分浸润病毒保存液

取出采集拭子在高频接触物体表面横竖往返涂抹 4 块 5cm × 5cm 面积或 10cm × 10cm 面积，不足的采集全部表面积

采集结束，将采集拭子头置入另一采样管中，拭子折断点置于管口处，稍用力使拭子头落入采集管的保存液中，弃去拭子管杆，旋紧管盖，将采集管置于稳定的置物架上

依据上述采样方法一次采集其余 4 支拭子，将完成采集的拭子放入同一采集管中，旋紧管盖，防止溢洒

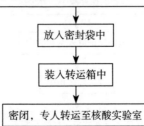

放入密封袋中

装入转运箱中

密闭，专人转运至核酸实验室

（二）各医疗机构外环境核酸检测部位及要求

各医疗机构外环境核酸检测部位及要求

监测项目	监测频率	监测科室	监测部位	采样方法	信息报告
新冠核酸	每周	发热门诊	公共区域：挂号机、扶手、座椅、垃圾桶、排水口、卫生间门把手、水龙头、洗手池、便池 诊疗区域：诊台、设备、门把手、垃圾桶	涂抹法具体见采样流程	①每周向北京卫生综合统计信息平台报送医疗机构外环境新冠病毒核酸检测相关信息 ②检出阳性标本后要严格按照流程规范报告
		门急诊	公共区域：挂号机、电梯按钮、扶手、座椅、垃圾桶、排水口、卫生间门把手、水龙头、洗手池、便池 诊疗区域：门把手、设备、诊台、垃圾桶		
		高风险病房	垃圾桶、卫生间门把手、床头桌、床扶手、水龙头、洗手池、便池等		
		核酸检测实验室	生物安全柜台面侧壁和开关、台面、洗手池、门把手、地面等		
		食堂冷库、其他冷链	门把手、台面、外包装袋等		
		CT室	仪器操作表面、检查床等		

注：根据实际情况选择检测点，高频接触物体表面，以上点位仅供参考。

参考文献

《物体表面新型冠状病毒样本采集技术规范》DB11/T 1748—2020

六

实验设备目录

（医院感染环境监测实验配备）

（一）仪器和设备

1. 超净工作台
2. 高压蒸汽灭菌器
3. 细菌鉴定仪
4. 质谱分析仪
5. 干燥灭菌器
6. 激光粒子计数器
7. ATP 荧光检测仪
8. 培养箱
9. 水浴箱
10. 天平
11. 无菌刻度吸管
12. 紫外线消毒灯
13. 酒精灯
14. 显微镜
15. 旋涡振荡器

（二）常用培养基和试剂

1. 营养琼脂培养基

成分： 蛋白胨 10g

牛肉膏 5g

氯化钠 5g

琼脂 15g

蒸馏水 1000ml

制作方法：除琼脂外其他成分溶解于蒸馏水中，调 pH 至 7.2～7.4，加入琼脂，加热溶解、分装，于 121℃压力蒸汽灭菌 20min。

2. 血营养琼脂培养基

成分： 营养琼脂 100ml

脱纤维羊血（或兔血） 10ml

制作方法：将营养琼脂加热融化待冷至 50℃左右，以无菌操作将 10ml 脱纤维血加入后摇匀，倾注平皿，至冰箱备用。

3. 营养肉汤培养基

成分： 蛋白胨　　　　　　　　　10g

牛肉膏　　　　　　　　　5g

氯化钠　　　　　　　　　5g

蒸馏水　　　　　　　　　1000ml

制作方法：将各成分溶解于蒸馏水中，调 pH 至 7.0～7.2，分装，于 121℃压力蒸汽灭菌 20min 备用。

4. 无菌生理盐水采样液

成分： 氯化钠　　　　　　　　　8.5g

蒸馏水　　　　　　　　　1000ml

制作方法：将各成分溶解于蒸馏水中，分装，于 121℃压力蒸汽灭菌 20min 备用。

5. 无菌检验用洗脱液

成分： 吐温—80　　　　　　　　1g

蛋白胨　　　　　　　　　10g

氯化钠　　　　　　　　　8.5g

蒸馏水　　　　　　　　　1000ml

制作方法：将各成分溶解于蒸馏水中，加热溶解后调 pH 至 7.2～7.4，分装，于 121℃压力蒸汽灭菌 20min 备用。

6. 磷酸盐缓冲液（PBS，0.03mol/L，pH7.2）

成分： 污水磷酸氢二钠　　　　　2.83g

磷酸二氢钾　　　　　　　1.36g

氯化钠　　　　　　　　　8.5g

加蒸馏水至　　　　　　　1000ml

制作方法：将各成分溶解于蒸馏水中，待完全溶解后调 pH 至 7.2～7.4，分装，于 121℃压力蒸汽灭菌 20min 备用。

7. 7.5% 盐水肉汤

成分： 蛋白胨　　　　　　　　　10g

牛肉膏　　　　　　　　　5g

氯化钠　　　　　　　　　75g

蒸馏水　　　　　　　　　1000ml

制作方法：将各成分溶解于蒸馏水中，调 pH 至 7.0～7.2，分装，于 121℃压力蒸汽灭菌 20min 备用。

8. 溴甲酚紫蛋白胨培养液

成分：
蛋白胨	10g
葡萄糖	5g
可溶性淀粉	1g
溴甲酚紫乙醇溶液	10ml
蒸馏水	1000ml

制作方法：将蛋白胨、葡萄糖溶解于蒸馏水中，调 pH 至 7.0～7.2，加入 1% 溴甲酚紫乙醇溶液，摇匀后，分装，每管 5ml，于 115℃压力蒸汽灭菌 30min 置 4℃冰箱备用。

9. 嗜热脂肪杆菌恢复琼脂培养液

成分：
蛋白胨	10g
牛肉膏	3g
可溶性淀粉	1g
葡萄糖	1g
琼脂	20g
蒸馏水	1000ml

制作方法：将以上各成分溶解于蒸馏水中，调 pH 至 7.0～7.2，分装，于 115℃压力蒸汽灭菌 30min 备用。

10. 无菌试验用真菌培养基

成分：
磷酸二氢钾	1g
硫酸镁	0.5g
蛋白胨	5g
葡萄糖	10g
蒸馏水	1000ml

制作方法：除葡萄糖外，上述各成分溶解于蒸馏水中，调 pH 至 6.8，煮沸，加葡萄糖溶解后，摇匀滤清，调 pH 使灭菌后为 6.4±0.2，分装，于 115℃压力蒸汽灭菌 20min 备用。

11. 乳糖胆盐培养液（乳糖胆盐发酵管）

成分：
蛋白胨	20g
猪胆盐（或牛、羊胆盐）	5g
乳糖	5g

| 0.4% 溴甲酚紫水溶液 | 2.5ml |
| 蒸馏水 | 1000ml |

制作方法：将蛋白胨、猪胆盐及乳糖溶解于蒸馏水中，调 pH 至 7.4，加入指示剂，充分混匀，分装于内有倒管的试管中。于 115℃压力蒸汽灭菌 20min 备用。

12. 三倍浓度乳糖胆盐培养液

成分：	蛋白胨	60g
	猪胆盐（或牛、羊胆盐）	15g
	乳糖	15g
	0.4% 溴甲酚紫水溶液	7.5ml
	蒸馏水	1000ml

制作方法：将蛋白胨、猪胆盐及乳糖溶解于蒸馏水中，调 pH 至 7.4，加入指示剂，充分混匀，分装于内有倒管的试管中。于 115℃压力蒸汽灭菌 20min 备用。

13. 双倍乳糖胆盐发酵管

成分：	蛋白胨	40g
	猪胆盐（或牛、羊胆盐）	10g
	乳糖	10g
	0.4% 溴甲酚紫水溶液	5ml
	蒸馏水	1000ml

制作方法：将蛋白胨、猪胆盐及乳糖溶解于蒸馏水中，调 pH 至 7.4，加入指示剂，充分混匀，分装于内有倒管的试管中。于 115℃压力蒸汽灭菌 20min 备用。

14. 乳糖蛋白胨培养液

成分：	蛋白胨	10g
	牛肉膏	3g
	乳糖	5g
	氯化钠	5g
	1.6% 溴甲酚紫乙醇溶液	1ml
	蒸馏水	1000ml

制作方法：将蛋白胨、牛肉膏、乳糖及氯化钠溶解于蒸馏水中，调 pH 至 7.2～7.4，加入指示剂，充分混匀，分

装于内有倒管的试管中。于 115℃ 压力蒸汽灭菌 20min 备用。

15. 缓冲蛋白胨水（BPW）

成分： 蛋白胨　　　　　　　　　　　　10g
　　　 氯化钠　　　　　　　　　　　　　5g
　　　 磷酸氢二钠（含 12 个结晶水）　　9g
　　　 磷酸二氢钾　　　　　　　　　　　1.5g
　　　 蒸馏水　　　　　　　　　　　　　1000ml

制作方法：将各成分加入于蒸馏水中，混匀，静置约 10min，调 pH 至 7.2 ± 0.2，于 121℃ 压力蒸汽灭菌 10min 备用。

16. 乳糖发酵管

成分 蛋白胨　　　　　　　　　　　　　20g
　　 乳糖　　　　　　　　　　　　　　10g
　　 0.04% 溴甲酚紫水溶液　　　　　　25ml
　　 蒸馏水　　　　　　　　　　　　　1000ml

制作方法：将蛋白胨及乳糖溶解于蒸馏水中，调 pH 至 7.4，加入 0.04% 溴甲酚紫水溶液，分装 (每管 10ml)，并放入一个小倒管，于 115℃ 压力蒸汽灭菌 15min。

17. 标准指示菌株：嗜热脂肪杆菌芽孢（ATCC 7953）

18. 标准指示菌株：枯草杆菌黑色变种芽孢（ATCC 9372）

七

附　件

附件 1 中和剂的选择

1. 醇类与酚类消毒剂用普通营养肉汤中和。

2. 醛类消毒剂含 0.3% 甘氨酸中和剂。

3. 含氯消毒剂、含有效碘消毒剂、过氧化物消毒剂用含 0.1 硫代硫酸钠中和剂。

4. 氯己定、季铵盐类消毒剂用含 0.3% 聚山梨酯 80（吐温 -80）和 0.3% 卵磷脂中和剂。

5. 含有表面活性剂的各种复方消毒剂可在中和剂中加入聚山梨酯 80（吐温 -80）至 3%，也可使用经该消毒剂消毒效果检测的中和剂鉴定试验确定的中和剂。

附件 2　疾病预防控制中心（CDC）对医疗机构的抽检

疾病预防控制中心开展的医院消毒灭菌效果监测工作目录：

一、医院消毒卫生要求

1. 各类环境空气、物体表面
2. 医务人员手
3. 医疗器材
4. 治疗用水
5. 防护用品
6. 消毒剂
7. 消毒器械

二、采样及检查方法

1. 采样和检查原则
2. 空气微生物污染检查方法
3. 物体表面微生物污染检查方法
4. 医务人员手卫生检查方法
5. 医疗器材检查方法
6. 消毒剂检查方法
7. 治疗用水检查方法
8. 紫外线灯检查方法
9. 消毒器械检查方法

附件 3 污水中粪大肠菌群最可能数（MPN）检索表

（污水样品接种量为 5 份 10ml 水样、5 份 1ml 水样和
5 份 0.1ml 水样）

阳性管数			每100 ml水样中MPN	阳性管数			每100 ml水样中MPN	阳性管数			每100 ml水样中MPN
接种10ml水样	接种1ml水样	接种0.1ml水样		接种10ml水样	接种1ml水样	接种0.1ml水样		接种10ml水样	接种1ml水样	接种0.1ml水样	
0	0	0	0	2	0	0	5	4	0	0	13
0	0	1	2	2	0	1	7	4	0	1	17
0	0	2	4	2	0	2	9	4	0	2	21
0	0	3	5	2	0	3	12	4	0	3	25
0	0	4	7	2	0	4	14	4	0	4	30
0	0	5	9	2	0	5	16	4	0	5	36
0	1	0	2	2	1	0	7	4	1	0	17
0	1	1	4	2	1	1	9	4	1	1	21
0	1	2	6	2	1	2	12	4	1	2	26
0	1	3	7	2	1	3	14	4	1	3	31
0	1	4	9	2	1	4	17	4	1	4	36
0	1	5	11	2	1	5	19	4	1	5	42
0	2	0	4	2	2	0	9	4	2	0	22
0	2	1	6	2	2	1	12	4	2	1	26
0	2	2	7	2	2	2	14	4	2	2	32
0	2	3	9	2	2	3	17	4	2	3	38
0	2	4	11	2	2	4	19	4	2	4	44
0	2	5	13	2	2	5	22	4	2	5	50

阳性管数			每100ml水样中MPN	阳性管数			每100ml水样中MPN	阳性管数			每100ml水样中MPN
接种10ml水样	接种1ml水样	接种0.1ml水样		接种10ml水样	接种1ml水样	接种0.1ml水样		接种10ml水样	接种1ml水样	接种0.1ml水样	
0	3	0	6	2	3	0	12	4	3	0	27
0	3	1	7	2	3	1	14	4	3	1	33
0	3	2	9	2	3	2	17	4	3	2	39
0	3	3	11	2	3	3	20	4	3	3	45
0	3	4	13	2	3	4	22	4	3	4	52
0	3	5	15	2	3	5	25	4	3	5	59
0	4	0	8	2	4	0	15	4	4	0	34
0	4	1	9	2	4	1	17	4	4	1	40
0	4	2	11	2	4	2	20	4	4	2	47
0	4	3	13	2	4	3	23	4	4	3	54
0	4	4	15	2	4	4	25	4	4	4	62
0	4	5	17	2	4	5	28	4	4	5	69
0	5	0	9	2	5	0	17	4	5	0	41
0	5	1	11	2	5	1	20	4	5	1	48
0	5	2	13	2	5	2	23	4	5	2	56
0	5	3	15	2	5	3	26	4	5	3	64
0	5	4	17	2	5	4	29	4	5	4	72
0	5	5	19	2	5	5	32	4	5	5	81
1	0	0	2	3	0	0	8	5	0	0	23
1	0	1	4	3	0	1	11	5	0	1	31

阳性管数			每100ml水样中MPN	阳性管数			每100ml水样中MPN	阳性管数			每100ml水样中MPN
接种10ml水样	接种1ml水样	接种0.1ml水样		接种10ml水样	接种1ml水样	接种0.1ml水样		接种10ml水样	接种1ml水样	接种0.1ml水样	
1	0	2	6	3	0	2	13	5	0	2	43
1	0	3	8	3	0	3	16	5	0	3	58
1	0	4	10	3	0	4	20	5	0	4	76
1	0	5	12	3	0	5	23	5	0	5	95
1	1	0	4	3	1	0	11	5	1	0	33
1	1	1	6	3	1	1	14	5	1	1	46
1	1	2	8	3	1	2	17	5	1	2	63
1	1	3	10	3	1	3	20	5	1	3	84
1	1	4	12	3	1	4	23	5	1	4	110
1	1	5	14	3	1	5	27	5	1	5	130
1	2	0	6	3	2	0	14	5	2	0	49
1	2	1	8	3	2	1	17	5	2	1	70
1	2	2	10	3	2	2	20	5	2	2	94
1	2	3	12	3	2	3	24	5	2	3	120
1	2	4	15	3	2	4	27	5	2	4	150
1	2	5	17	3	2	5	31	5	2	5	180
1	3	0	8	3	3	0	17	5	3	0	79
1	3	1	10	3	3	1	21	5	3	1	110
1	3	2	12	3	3	2	24	5	3	2	140
1	3	3	15	3	3	3	28	5	3	3	180

阳性管数			每100ml水样中MPN	阳性管数			每100ml水样中MPN	阳性管数			每100ml水样中MPN
接种10ml水样	接种1ml水样	接种0.1ml水样		接种10ml水样	接种1ml水样	接种0.1ml水样		接种10ml水样	接种1ml水样	接种0.1ml水样	
1	3	4	17	3	3	4	32	5	3	4	210
1	3	5	19	3	3	5	36	5	3	5	250
1	4	0	11	3	4	0	21	5	4	0	130
1	4	1	13	3	4	1	24	5	4	1	170
1	4	2	15	3	4	2	28	5	4	2	220
1	4	3	17	3	4	3	32	5	4	3	280
1	4	4	19	3	4	4	36	5	4	4	350
1	4	5	22	3	4	5	40	5	4	5	430
1	5	0	13	3	5	0	25	5	5	0	240
1	5	1	15	3	5	1	29	5	5	1	350
1	5	2	17	3	5	2	32	5	5	2	540
1	5	3	19	3	5	3	37	5	5	3	920
1	5	4	22	3	5	4	41	5	5	4	1600
1	5	5	24	3	5	5	45	5	5	5	1600

附件4 15 管法总大肠菌群最可能数（MPN）检索表

（总接种量样品接种量为 5 份 10ml 水样，5 份
1ml 水样和 5 份 0.1ml 水样）

阳性管数接种量（ml）			每100ml水样中MPN	阳性管数接种量（ml）			每100ml水样中MPN	阳性管数接种量（ml）			每100ml水样中MPN
10	1	0.1		10	1	0.1		10	1	0.1	
0	0	0	< 2	2	0	0	5	4	0	0	13
0	0	1	2	2	0	1	7	4	0	1	17
0	0	2	4	2	0	2	9	4	0	2	21
0	0	3	5	2	0	3	12	4	0	3	25
0	0	4	7	2	0	4	14	4	0	4	30
0	0	5	9	2	0	5	16	4	0	5	36
0	1	0	2	2	1	0	7	4	1	0	17
0	1	1	4	2	1	1	9	4	1	1	21
0	1	2	6	2	1	2	12	4	1	2	26
0	1	3	7	2	1	3	14	4	1	3	31
0	1	4	9	2	1	4	17	4	1	4	36
0	1	5	11	2	1	5	19	4	1	5	42
0	2	0	4	2	2	0	9	4	2	0	22
0	2	1	6	2	2	1	12	4	2	1	26
0	2	2	7	2	2	2	14	4	2	2	32
0	2	3	9	2	2	3	17	4	2	3	38
0	2	4	11	2	2	4	19	4	2	4	44

阳性管数 接种量（ml）			每 100ml 水样中 MPN	阳性管数 接种量（ml）			每 100ml 水样中 MPN	阳性管数 接种量（ml）			每 100ml 水样中 MPN
10	1	0.1		10	1	0.1		10	1	0.1	
0	2	5	13	2	2	5	22	4	2	5	50
0	3	0	6	2	3	0	12	4	3	0	27
0	3	1	7	2	3	1	14	4	3	1	33
0	3	2	9	2	3	2	17	4	3	2	39
0	3	3	11	2	3	3	20	4	3	3	45
0	3	4	13	2	3	4	22	4	3	4	52
0	3	5	15	2	3	5	25	4	3	5	59
0	4	0	8	2	4	0	15	4	4	0	34
0	4	1	9	2	4	1	17	4	4	1	40
0	4	2	11	2	4	2	20	4	4	2	47
0	4	3	13	2	4	3	23	4	4	3	54
0	4	4	15	2	4	4	25	4	4	4	62
0	4	5	17	2	4	5	28	4	4	5	69
0	5	0	9	2	5	0	17	4	5	0	41
0	5	1	11	2	5	1	20	4	5	1	48
0	5	2	13	2	5	2	23	4	5	2	56
0	5	3	15	2	5	3	26	4	5	3	64
0	5	4	17	2	5	4	29	4	5	4	72
0	5	5	19	2	5	5	32	4	5	5	81

阳性管数 接种量（ml）			每 100ml 水样中 MPN	阳性管数 接种量（ml）			每 100ml 水样中 MPN	阳性管数 接种量（ml）			每 100ml 水样中 MPN
10	1	0.1		10	1	0.1		10	1	0.1	
1	0	0	2	3	0	0	8	5	0	0	23
1	0	1	4	3	0	1	11	5	0	1	31
1	0	2	6	3	0	2	13	5	0	2	43
1	0	3	8	3	0	3	16	5	0	3	58
1	0	4	10	3	0	4	20	5	0	4	76
1	0	5	12	3	0	5	23	5	0	5	95
1	1	0	4	3	1	0	11	5	1	0	33
1	1	1	6	3	1	1	14	5	1	1	46
1	1	2	8	3	1	2	17	5	1	2	63
1	1	3	10	3	1	3	20	5	1	3	84
1	1	4	12	3	1	4	23	5	1	4	110
1	2	5	14	3	1	5	27	5	1	5	130
1	2	0	6	3	2	0	14	5	2	0	49
1	2	1	8	3	2	1	17	5	2	1	70
1	2	2	10	3	2	2	20	5	2	2	94
1	2	3	12	3	2	3	24	5	2	3	120
1	2	4	15	3	2	4	27	5	2	4	150
1	2	5	17	3	2	5	31	5	2	5	180
1	3	0	8	3	3	0	17	5	3	0	79

阳性管数 接种量（ml）			每100ml水样中 MPN	阳性管数 接种量（ml）			每100ml水样中 MPN	阳性管数 接种量（ml）			每100ml水样中 MPN
10	1	0.1	MPN	10	1	0.1	MPN	10	1	0.1	MPN
1	3	1	10	3	3	1	21	5	3	1	110
1	3	2	12	3	3	2	24	5	3	2	140
1	3	3	15	3	3	3	28	5	3	3	180
1	3	4	17	3	3	4	32	5	3	4	210
1	3	5	19	3	3	5	36	5	3	5	250
1	4	0	11	3	4	0	21	5	4	0	130
1	4	1	13	3	4	1	24	5	4	1	170
1	4	2	15	3	4	2	28	5	4	2	220
1	4	3	17	3	4	3	32	5	4	3	280
1	4	4	19	3	4	4	36	5	4	4	350
1	4	5	22	3	4	5	40	5	4	5	430
1	5	0	13	3	5	0	25	5	5	0	240
1	5	1	15	3	5	1	29	5	5	1	350
1	5	2	17	3	5	2	32	5	5	2	540
1	5	3	19	3	5	3	37	5	5	3	920
1	5	4	22	3	5	4	41	5	5	4	1600
1	5	5	24	3	5	5	45	5	5	5	>1600

附件5 医院环境常见菌监测情况

名称	革兰染色	选择培养基	菌落特征	耐药机制
凝固酶阴性葡萄球菌	革兰阳性球菌葡萄状排列	血琼脂平板	菌落较大，白色、灰色或柠檬色	MRS
金黄色葡萄球菌	革兰阳性球菌葡萄状排列	血琼脂平板 MRSA 平板	菌落较大，菌落周围有明显的溶血环	MRSA
鲍曼不动杆菌	革兰阴性短杆菌	麦康凯平板 ESBL 平板	灰白色、凸起、湿润、乳酪样	CR-AB
铜绿假单胞菌	革兰阴性杆菌，较细长，散在排列，无芽孢，无夹膜	血琼脂平板 ESBL 平板	大而扁平，湿润、有金属光泽，有生姜味的灰绿色或蓝绿色菌落，并形成透明溶血环	CR-PA
肺炎克雷伯菌	革兰阴性短杆菌	麦康凯平板 ESBL 平板	菌落大、圆形、乳糖分解产酸的菌落，用接种环取时呈长丝状拽起	CRE
大肠埃希菌	革兰阴性短杆菌	麦康凯平板 ESBL 平板	红色、不透明	CRE
肠杆菌	革兰阴性短而粗的杆菌	麦康凯平板 ESBL 平板	发酵乳糖的菌落	CRE
肠球菌	革兰阳性球菌	血琼脂平板 VRE 平板	形成灰白色、不透明、表面光的小菌落，菌落周围可出现 α 溶血环也可无溶血环	VRE

注：
MRSA：耐甲氧西林金黄色葡萄球菌
MRS：耐甲氧西林凝固酶阴性葡萄球菌
ESBL：产超广谱 β 内酰胺酶
VRE：耐万古霉素肠球菌
CRE：耐碳青霉烯类肠杆菌科细菌
CR-AB：耐碳青霉烯类鲍曼不动杆菌
CRPA：耐碳青霉烯类铜绿假单胞菌

附件6 环境监测报告模板

××医院　　　　　　　　　　　　环境监测结果报告
××科室　编号：××××年××月—A00××—CG0××

科室名称：××科室
监测结果

表1　空气培养监测结果

日期	采样部位	平均菌落数 （CFU/××min 皿）	正常值 （CFU/××min 皿）
××月 ××日	1手术间 （百级）	手术区：×× 周边区：××	手术区：≤0.20 周边区：≤0.40
	2手术间 （万级）	手术区：×× 周边区：××	手术区：≤2.00 周边区：≤4.00
	无菌间	××	≤4.00
	治疗室	××	≤4.00

对照：无菌生长

表2　物体表面涂抹及医务人员外科手消毒监测结果

日期	采样部位	平均菌落数 （CFU/cm²）	正常值 （CFU/cm²）	致病菌
××月 ××日	2室治疗车	××	≤5	未检出
	1室台面	××	≤5	未检出
	××手	××	≤5	未检出
	××手	××	≤5	未检出

对照：无菌生长

表3 内镜染菌量监测结果

日期	内镜名称	平均菌落数（CFU/件）	正常值（CFU/件）	致病菌
××月××日	胃镜××	××	≤ 20	未检出
	肠镜××	××	≤ 20	未检出
	纤支镜××	××	≤ 20	未检出
	××镜××	××	≤ 20	未检出

对照：无菌生长

表4 使用中消毒液染菌量监测结果

日期	采样部位	监测结果（CFU/ml）	正常值（CFU/ml）
××月××日	灭菌剂	×	≤ 0
	皮肤消毒剂	×	≤ 10
	浸泡用消毒剂	×	≤ 100

对照：无菌生长

检测者：　　　审核者：

报告日期：××××年××月××日

科室名称：××科室

监测结果

表5　透析液染菌量监测结果

日期	采样部位	监测结果 （CFU/ml）	正常值 （CFU/ml）	干预值 （CFU/ml）
××月 ××日	反渗水	×	≤ 100	50
	××号机	×	≤ 100	50
	××号机	×	≤ 100	50
	××号机	×	≤ 100	50

对照：无菌生长

注：反渗水、透析液培养方法：R2A培养基20℃±3℃培养168小时（7天）

表6　消毒后污水监测结果

日期	监测项目	监测结果 （MPN/L）	正常值 （MPN/L）	致病菌
××月 ××日	粪大肠菌群数	0	≤ 100	未检出

表7　清洗后物品表面监测结果

日期	采样部位	平均菌落数 （CFU/100cm²）	正常值 （CFU/100cm²）	致病菌
××月 ××日	白大衣	××	≤ 200	未检出
	病号服	××	≤ 200	未检出
	被罩	××	≤ 200	未检出

日期	采样部位	平均菌落数 （CFU/100cm²）	正常值 （CFU/100cm²）	致病菌
	枕套	××	≤ 200	未检出
	敷料	××	≤ 200	未检出
	手术衣	××	≤ 200	未检出

对照：尤菌生长

表8　ATP 清洗效果监测结果

日期	采样部位	监测结果（RLU）	正常值
××月 ××日	××器械	×	—
	××器械	×	—
	××内镜	×	—

检测者：　　　审核者：

报告日期：××××年××月××日

××医院　　　　　　　　　　环境监测结果报告

××科室　编号：××××年××月—A00××—CG0××

科室名称：××科室

监测结果

表9　消毒灭菌器灭菌效果监测结果

日期	编号	监测项目	监测结果	正常值
××月	高压锅阳性 对照	嗜热脂肪杆菌 芽孢培养	对照组（+）	（+）

日期	编号	监测项目	监测结果	正常值
	高压锅①	嗜热脂肪杆菌芽孢培养	实验组（-）	（-）
	高压锅②	嗜热脂肪杆菌芽孢培养	实验组（-）	（-）
	高压锅③	嗜热脂肪杆菌芽孢培养	实验组（-）	（-）
××月	干热锅阳性对照	枯草杆菌黑色变种芽孢培养	对照组（+）	（+）
	AKGEM-1	枯草杆菌黑色变种芽孢培养	实验组（-）	（-）
××月	等离子阳性对照	嗜热脂肪杆菌芽孢培养	对照组（+）	（+）
	AEDM-2	嗜热脂肪杆菌芽孢培养	实验组（-）	（-）

高压锅、干热锅阴性对照:（一）

高压锅、干热锅具体监测日期及结果见表

第1周	第2周	第3周	第4周
××月	××月	××月	××月
××日	××日	××日	××日
高压锅①	高压锅①	高压锅①	高压锅①
高压锅②	高压锅②	高压锅②	高压锅②
干热灭菌锅	干热灭菌锅	干热灭菌锅	干热灭菌锅
是否全部合格	是否全部合格	是否全部合格	是否全部合格

等离子锅仪器编号具体监测日期及结果见表

1	2	3	4	5	6	7	8	9	10	11	12	13	14	15	16

17	18	19	20	21	22	23	24	25	26	27	28	29	30		

注：结果合格在相应日期下格划√，结果不合格在相应日期下格划 *。

以下为空白

检测者：　　审核者：

报告日期：××××年××月××日

××医院　　　　　　　　　　　　　　环境监测结果汇总表

××科室　　　　　　　　监测时间：××××年××月××日

日期	科室	监测项目	监测部位	监测结果	正常值
××月××日	手术（Ⅰ类环境）	空气培养菌落数	××室手术区	×CFU/30min 皿	≤0.20CFU/30min 皿
			周边区	×CFU/30min 皿	≤0.40CFU/30min 皿
			××室手术区	×CFU/30min 皿	≤0.75CFU/30min 皿
			周边区	×CFU/30min 皿	≤1.50CFU/30min 皿
			××室手术区	×CFU/30min 皿	≤2.00CFU/30min 皿
			周边区	×CFU/30min 皿	≤4.00CFU/30min 皿
			××室	×CFU/30min 皿	≤4.00CFU/30min 皿
		表面涂抹菌落数	××室台面	×CFU/cm²	≤5CFU/cm²
			××室治疗车	×CFU/cm²	≤5CFU/cm²
		外科手消毒菌落数	××手	×CFU/cm²	≤5CFU/cm²
			××手	×CFU/cm²	≤5CFU/cm²

日期	科室	监测项目	监测部位	监测结果	正常值
××月××日	××科（Ⅱ类环境）	空气培养菌落数	×室	× CFU/15min 皿	≤ 4.00CFU/15min 皿
			×室	× CFU/15min 皿	≤ 4.00CFU/15min 皿
		表面涂抹菌落数	治疗台面	× CFU/cm²	≤ 5 CFU/cm²
		外科手消毒菌落数	××手	× CFU/cm²	≤ 5 CFU/cm²
××月××日	××科（Ⅲ、Ⅳ类环境）	空气培养菌落数	治疗室	× CFU/5min 皿	≤ 4.00 CFU/5min 皿
			换药室	× CFU/5min 皿	≤ 4.00 CFU/5min 皿
		表面涂抹菌落数	治疗台面	× CFU/cm²	≤ 10 CFU/cm²
			××台面	× CFU/cm²	≤ 10 CFU/cm²
			××把手	× CFU/cm²	≤ 10 CFU/cm²
		卫生手消毒菌落数	××手	× CFU/cm²	≤ 10 CFU/cm²
××月××日	××科	消毒剂染菌量	浸泡消毒剂	× CFU/L	≤ 100 CFU/L
			皮肤消毒剂	× CFU/L	≤ 10 CFU/L
			灭菌剂	× CFU/L	≤ 0 CFU/L

续表

日期	科室	监测项目	监测部位	监测结果	正常值
××月××日	血液净化中心	透析液染菌量	反渗水	× CFU/L	≤ 100CFU/ml
			× 机透析液	× CFU/L	≤ 100CFU/ml
			× 机透析液	× CFU/L	≤ 100CFU/ml
			× 机透析液	× CFU/L	≤ 100CFU/ml
××月××日	内镜中心	内镜染菌量	胃镜××	× CFU/件	≤ 20CFU/件
			胃镜××	× CFU/件	≤ 20CFU/件
			肠镜××	× CFU/件	≤ 20CFU/件
			喉镜××	× CFU/件	≤ 20CFU/件
			纤支镜××	× CFU/件	≤ 20CFU/件
			×× 镜××	× CFU/件	≤ 20CFU/件

第 1 页　　共 × 页

日期	科室	监测项目	监测部位	监测结果	正常值
×× 月 ×× 日	×× 科	清洗效果	×× 器械	× RLU	≤ 2000RLU
			×× 器械	× RLU	≤ 2000RLU
			×× 内镜	× RLU	≤ 2000RLU
×× 月 ×× 日（1 次 / 每周）	×× 科	高压锅灭菌效果	阳性对照组	对照组(+)	(+)
			阴性对照组	对照组(−)	(−)
			高压锅①	实验组(−)	(−)
			高压锅②	实验组(−)	(−)
×× 月 ×× 日（每锅监测）	×× 科	环氧乙烷灭菌效果	阳性对照组	对照组(+)	(+)
			环氧乙烷锅	实验组(−)	(−)
×× 月 ×× 日	×× 科	干热锅灭菌效果	阳性对照组	对照组(+)	(+)
			阴性对照组	对照组(−)	(−)
			干热灭菌器	实验组(−)	(−)
×× 月（每日监测）	×× 科	低温等离子灭菌效果	阳性对照组	对照组(+)	(+)
			等离子锅	实验组(−)	(−)

续表

日期	科室	监测项目	监测部位	监测结果	正常值
××月××日	营养膳食科	餐具涂抹菌落数	漏勺	× CFU/cm²	≤ 5 CFU/cm²
			夹子	× CFU/cm²	≤ 5 CFU/cm²
			碗儿	× CFU/cm²	≤ 5 CFU/cm²
			漏勺	× CFU/cm²	≤ 5 CFU/cm²
			夹子	× CFU/cm²	≤ 5 CFU/cm²
以上各件 50cm² 均未检出大肠菌群					
××月××日	污水处理组	粪大肠菌群	污水	×× MPN/L	≤ 100 MPN/L
××月××日	洗衣房	医用织物表面涂抹菌落数	白大衣	× CFU/100cm²	≤ 200 CFU/100cm²
			病号服	× CFU/100cm²	≤ 200 CFU/100cm²
			被罩	× CFU/100cm²	≤ 200 CFU/100cm²
			枕套	× CFU/100cm²	≤ 200 CFU/100cm²
			敷料	× CFU/100cm²	≤ 200 CFU/100cm²
			手术衣	× CFU/100cm²	≤ 200 CFU/100cm²
以上各件 100cm² 均未检出大肠菌群、金黄色葡萄球菌					

第 2 页　　共 × 页

×× 医院　　　　　　　　　　环境监测结果汇总

×× 科室　　　　　　　　监测时间：×××× 年 ×× 月

本月常规监测小结

监测项目	监测数（件）	合格数（件）	不合格数（件）	合格率（％）
空气培养菌落数				
物体表面涂抹菌落数				
手卫生菌落数				
灭菌器灭菌效果				
清洗效果				
内镜染菌量				
透析液染菌量				
污水粪大肠菌群监测				
合计				

注：空气培养菌落数监测单位为（间）；灭菌器灭菌效果监测单位为（锅）。

具体常规监测结果见汇总表
特殊监测根据具体情况进行汇总说明

报表人：　　　　　机构盖章

科主任批示：

科主任签字： 年 月 日

主管院长批示：

主管院长签字： 年 月 日

附件8 常见医院消毒卫生要求及采样、检查方法

一、医院消毒卫生要求

1.各类环境空气、物体表面

（1）菌落总数应符合表1要求。

Ⅰ类环境为采用空气洁净技术的诊疗场所，分洁净手术部和其他洁净场所。Ⅱ类环境为非洁净手术部（室）；产房；导管室；血液病病区、烧伤病区等保护性隔离病区；重症监护病区；新生儿室等。Ⅲ类环境为母婴同室；消毒供应中心的检查包装灭菌区和无菌物品存放区；血液透析中心（室）；其他普通住院病区等。Ⅳ类环境为普通门（急）诊及其检查、治疗室；感染性疾病科门诊和病区。

表1 各类环境空气、物体表面菌落总数卫生标准

环境类别		空气平均菌落数[a]		物体表面平均菌落数 CFU/cm^2
		CFU/皿	CFU/m^3	
Ⅰ类环境	洁净手术部	符合 GB50333 要求		
			≤ 150	≤ 5.0
	其他洁净场所	≤ 4.0（30min）[b]		
Ⅱ类环境		≤ 4.0（15min）	–	≤ 5.0
Ⅲ类环境		≤ 4.0（5min）		≤ 10.0
Ⅳ类环境		≤ 4.0（5min）		≤ 10.0

注：a.CFU/皿为平板暴露法，CFU/m^3为空气采样器法；b.平板暴露法检测时的平板暴露时间。

（2）怀疑医院感染暴发或疑似暴发与医院环境有关时，应进行目标微生物检测。

2.医务人员手

（1）卫生手消毒后医务人员手表面的菌落总数应≤ 10CFU/cm^2。

（2）外科手消毒后医务人员手表面的菌落总数应≤ 5CFU/cm²。

3．医疗器材

（1）高度危险性医疗器材应无菌。

（2）中度危险性医疗器材的菌落总数应 ≤ 20CFU/件（CFU/g 或 CFU/100cm²），不得检出致病性微生物。

（3）低度危险性医疗器材的菌落总数应 ≤ 200CFU/件（CFU/g 或 CFU/100cm²），不得检出致病性微生物。

4．治疗用水

血液透析相关治疗用水应符合 YY 0572 要求；其他治疗用水应符合相应卫生标准。

5．防护用品

医用防护口罩、外科口罩和一次性防护服等防护用品应符合 GB 19083、YY 0469 和 GB 19082 要求。

6．消毒剂

（1）灭菌剂、皮肤黏膜消毒剂应使用符合《中华人民共和国药典》的纯化水或无菌水配制，其他消毒剂的配制用水应符合 GB 5749 要求。

（2）使用中消毒液的有效浓度应符合使用要求；连续使用的消毒液每天使用前应进行有效浓度的监测。

（3）灭菌用消毒液的菌落总数应为 0CFU/ml；皮肤黏膜消毒液的菌落总数应符合相应标准要求；其他使用中消毒液的菌落总数应 ≤ 100CFU/ml，不得检出致病性微生物。

7．消毒器械

（1）使用中消毒器械的杀菌因子强度应符合使用要求。紫外线灯应符合 GB19258 要求，使用中紫外线灯（30W）的辐射照度值应 ≥ 70μW/cm²。

（2）工作环境中消毒器械产生的有害浓度（强度）应符合相关规定。产生臭氧的消毒器械的工作环境的臭氧浓度应 < 0.16mg/m³。环氧乙烷灭菌器工作环境的环氧乙烷浓度应 < 2mg/m³。

二、采样及检查方法

1．采样和检查原则

（1）采样后应尽快对样品进行相应指标的检测，送检时间不得超过 4h；若样品保存于 0～4℃，送检时间不得超过 24h。

（2）不推荐医院常规开展灭菌物品的无菌检查，当流行病学调查怀疑医院感染事件与灭菌物品有关时，进行相应物品的无菌检查。常规监督检查可不进行致病性微生物检测，涉及疑似医院感染暴发、医院感染暴发调查或工作中怀疑微生物污染时，应进行目标微生物的检测。

（3）可使用经验证的现场快速检测仪器进行环境、物体表面等微生物污染情况和医疗器材清洁度的监督筛查；也可用于医院清洗效果检查和清洗程序的评价和验证。

2. 空气微生物污染检查方法

（1）采样时间：Ⅰ类环境在洁净系统自净后与从事医疗活动前采样；Ⅱ、Ⅲ、Ⅳ类环境在消毒或规定的通风换气后与从事医疗活动前采样。

（2）检测方法：

1）Ⅰ类环境可选择平板暴露法和空气采样器法，参照 GB 50333《医院洁净手术部建筑技术规范》要求进行检测。空气采样器法可选择六级撞击式空气采样器或其他经验证的空气采样器。检测时将采样器置于室内中央 0.8～1.5m 高度，按采样器使用说明书操作，每次采样时间不应超过 30min。房间大于 10m² 者，每增加 10m² 增设一个采样点。

2）Ⅱ、Ⅲ、Ⅳ类环境采用平板暴露法。室内面积 ≤ 30m²，设内、中、外对角线 3 点，内、外点应距墙壁 1m 处；室内面积 > 30m²，设 4 角及中央 5 点，4 角的布点部位应距墙壁 1m 处。将普通营养琼脂平皿（φ90mm）放置各采样点，采样高度为距地面 0.8～1.5m；采样时将平皿盖打开，扣放于平皿旁，暴露规定时间（Ⅱ类环境暴露 15min，Ⅲ、Ⅳ类环境暴露 5min）后盖上平皿盖及时送检。

3）将送检平皿置 36℃ ±1℃ 恒温箱培养 48h，计数菌落数，必要时分离致病性微生物。

（3）结果计算

1）平皿暴露法按平均每皿的菌落数报告：CFU/（皿·暴

145

露时间）。

2）空气采样器法计算公式：

$$空气中菌落总数（CFU/m^3）=$$

$$\frac{采样器各平皿菌落数之和（CFU）}{采样速率（L/min）\times 采样时间（min）} \times 1000$$

3. 物体表面微生物污染检查方法

（1）采样时间：污染区、污染区消毒后采样。清洁区根据现场情况确定。

采样面积：被采表面 < 100cm²，取全部表面；被采表面 ≥ 100cm²，取 100cm²。

（2）采样方法：用 5cm×5cm 灭菌规格板放在被检物体表面，用浸有无菌 0.03mol/L 磷酸盐缓冲液或生理盐水采样液的棉拭子 1 支，在规格板内横竖往返各涂抹 5 次，并随之转动棉拭子，连续采样 1~4 个规格板面积，剪去手接触部分，将棉拭子放入装有 10ml 采样液的试管中送检。门把手等小型物体则采用棉拭子直接涂抹物体采样。若采样物体表面有消毒剂残留时，采样液应含相应中和剂。

（3）检测方法：把采样管充分振荡后，取不同稀释倍数的洗脱液 1.0ml 接种平皿，将冷至 40~45℃的熔化营养琼脂培养基每皿倾注 15~20ml，36℃ ±1℃恒温箱培养 48h，计数菌落数，必要时分离致病性微生物。

（4）结果计算：

$$物体表面菌落总数（CFU/cm^2）=$$

$$\frac{平均每皿菌落数 \times 采样液稀释倍数}{采样面积（cm^2）}$$

4. 医务人员手卫生检查方法

（1）采样时间：采取手卫生后，在接触病人或从事医疗活动前采样。

（2）采样方法：将浸有无菌 0.03mol/L 磷酸盐缓冲液或生理盐水采样液的棉拭子一支在双手指曲面从指根到指端来回涂擦各两次（一只手涂擦面积约 30cm²），并随之转动采样棉拭子，剪去手接触部位，将棉拭子放入装有 10ml 采样液的试管内送检。采样面积按平方厘米（cm²）计算。若采样时手上有消毒剂残留，采样液应含相应中和剂。

（3）检测方法：把采样管充分振荡后，取不同稀释倍数的洗脱液 1.0ml 接种平皿，将冷至 40～45℃ 的熔化营养琼脂培养基每皿倾注 15～20ml，36℃ ±1℃ 恒温箱培养 48h，计数菌落数，必要时分离致病性微生物。

（4）结果计算：

$$\text{医务人员手菌落总数（CFU/cm}^2\text{）} = \frac{\text{平均每皿菌落数} \times \text{采样液稀释倍数}}{30 \times 2}$$

5. 医疗器材检查方法

（1）采样时间：在消毒或灭菌处理后，存放有效期内采样。

（2）灭菌医疗器材的检查方法：

1）可用破坏性方法取样的，如一次性输液（血）器、注射器和注射针等按照《中华人民共和国药典》中"无菌检查法"进行。对不能用破坏性方法取样的医疗器材，应在环境洁净度 10000 级下的局部洁净度 100 级的单向流空气区域内或隔离系统中，用浸有无菌生理盐水采样液的棉拭子在被检物体表面涂抹，采样取全部表面或不少于 100cm²；然后将除去手接触部分的棉拭子进行无菌检查。

2）牙科手机：应在环境洁净度 10000 级下的局部洁净度 100 级的单向流空气区域内或隔离系统中，将每支手机分别置于含 20～25ml 采样液的无菌大试管（内径 25mm）中，液面高度应大于 4.0cm，于涡旋混合器上洗涤震荡 30s 以上，取洗脱液进行无菌检查。

（3）消毒医疗器材的检查方法

1）可整件放入无菌试管的，用洗脱液浸没后震荡 30s 以上，取洗脱液 1.0ml 接种平皿，将冷至 40～45℃ 的熔化营养琼脂培养基每皿倾注 15～20ml，36℃ ±1℃ 恒温箱培养 48h，计数菌落数（CFU/件），必要时分离致病性微生物。

2）可用破坏性方法取样的，在 100 级超净工作台称取 1～10g 样品，放入装有 10ml 采样液的试管内进行洗脱，取洗脱液 1.0ml 接种平皿，计数菌落数（CFU/件），必要时分离致病性微生物。对不能用破坏性方法取样的医疗器材，在 100 级超净工作台，用浸有无菌生理盐水采样液的棉拭子在被检物体表面涂抹采样。被采表面 < 100cm²，取全部表面；被采表面 ≥ 100cm²，取 100cm²。然后将除去手接触部分的棉拭子进行洗脱，取洗脱液 1.0ml 接种平皿，将冷至 40～45℃ 的熔化营养琼脂培养基每皿倾注 15～20ml，36℃ ±1℃ 恒温箱培养 48h，计数菌落数（CFU/件），必要时分离致病性微生物。

3）消毒后内镜：取清洗消毒后内镜，采用无菌注射器抽取 50ml 含相应中和剂的洗脱液，从活检口注入冲洗内镜管路，并全量收集（可使用蠕动泵）送检。将洗脱液充分混匀，取洗脱液 1.0ml 接种平皿，将冷至 40～45℃ 的熔化营养琼脂培养基每皿倾注 15～20ml，36℃ ±1℃ 恒温箱培养 48h，计数菌落数（CFU/件）。将剩余洗脱液在无菌条件下采用滤膜（0.45μm）过滤浓缩，将滤膜接种于凝固的营养琼脂平板上（注意不要产生气泡），置 36℃ ±1℃ 恒温箱培养 48h，计数菌落数。

当滤膜法不可计数时：

$$菌落总数（CFU/件）= m（CFU/平板）\times 50$$

式中：m 指两平行平板的平均菌落数。

当滤膜法可计数时：

$$菌落总数（CFU/件）= m（CFU/平板）+ m_f（CFU/滤膜）$$

式中：m 指两平行平板的平均菌落数；m_f 指滤膜上菌落数。

6. 消毒剂检查方法

（1）消毒剂采样：采样分库存消毒剂和使用中消毒液。

（2）消毒剂有效成分含量检查方法：库存消毒剂的有效成分含量应依照《消毒技术规范》或产品企业标准进行检测；使用中消毒液的有效浓度测定可用前述方法，也可使用经国家卫生行政部门批准的消毒剂浓度试纸（卡）进行监测。

（3）使用中消毒液染菌量检查方法：

1）用无菌吸管按无菌操作方法吸取 1.0ml 被检消毒液，

加入 9ml 中和剂中混匀。醇类与酚类消毒剂用普通营养肉汤中和，含氯消毒剂（含碘消毒剂）和过氧化物消毒剂用 0.1% 硫代硫酸钠中和剂，洗必泰、季铵盐类消毒剂用含 0.3% 吐温 80 和 0.3% 卵磷脂中和剂，醛类消毒剂用含 0.3% 甘氨酸中和剂，含有表面活性剂的各种复方消毒剂可在中和剂中加入吐温 80 至 3%；也可使用该消毒剂消毒效果检测的中和剂鉴定试验确定的中和剂。

2）用无菌吸管吸取一定稀释比例的中和后混合液 1.0ml 接种平皿，将冷至 40～45℃的熔化营养琼脂培养基每皿倾注 15～20ml，36℃ ±1℃恒温箱培养 48h，计数菌落数，必要时分离致病性微生物。

消毒液染菌量（CFU/ml）= 平均每皿菌落数 × 10× 稀释倍数

7. 治疗用水检查方法

血液透析相关治疗用水按 YY 0572 进行检测。其他治疗用水按照相关标准执行。

8. 紫外线灯检查方法

（1）紫外线灯采样：采样分库存紫外线灯和使用中紫外线灯。

（2）库存（新启用）紫外线灯辐射照度值检查方法：按照 GB 19258 进行。

（3）使用中紫外线灯辐射照度值检查方法：

1）仪器法：开启紫外线灯 5min 后，将测定波长为 253.7nm 的紫外线辐照计探头置于被检紫外线灯下垂直距离 1m 的中央处，待仪表稳定后，所示数据即为该紫外线灯的辐射照度值。

2）指示卡法：开启紫外线灯 5min 后，将指示卡置紫外灯下垂直距离 1m 处，有图案一面朝上，照射 1min，观察指示卡色块的颜色，将其与标准色块比较。

（4）注意事项：紫外线辐照计应在计量部门检定的有效期内使用；紫外线监测指示卡应取得国家卫生行政部门的许可批件，并在产品有效期内使用。

9．消毒器械检查方法

（1）杀菌因子强度测定：按《消毒技术规范》或企业标准规定的方法进行检测。

（2）工作环境有害物浓度（强度）测定：按消毒技术规范》或相关标准规定的方法进行检测。